Matthias Kohlhof

WENIGER IST MEHR

MEDIKATIONSRISIKEN ERKENNEN UND VERMEIDEN

Warum zu viele Medikamente bei älteren Menschen gravierende Beschwerden auslösen und was Betroffene und pflegende Angehörige tun können

riva

Bibliografische Information der Deutschen Nationalbibliothek
Die Deutsche Nationalbibliothek verzeichnet diese Publikation in der Deutschen Nationalbibliografie. Detaillierte bibliografische Daten sind im Internet über http://d-nb.de abrufbar.

Für Fragen und Anregungen
info@rivaverlag.de

Wichtige Hinweise
Dieses Produkt ist für Lernzwecke gedacht. Es stellt keinen Ersatz für eine individuelle medizinische Beratung dar und sollte auch nicht als solcher benutzt werden. Wenn Sie medizinischen Rat einholen wollen, konsultieren Sie bitte einen qualifizierten Arzt. Der Verlag und der Autor haften für keine nachteiligen Auswirkungen, die in einem direkten oder indirekten Zusammenhang mit den Informationen stehen, die in diesem Buch enthalten sind.

Ausschließlich zum Zweck der besseren Lesbarkeit wurde auf eine genderspezifische Schreibweise sowie eine Mehrfachbezeichnung verzichtet. Alle personenbezogenen Bezeichnungen sind somit geschlechtsneutral zu verstehen.

Originalausgabe
1. Auflage 2023

Türkenstraße 89
80799 München
Tel.: 089 651285-0
Fax: 089 652096

Redaktion: Birgit Bramlage
Umschlaggestaltung: Monika Tomaszewska, München
Umschlagabbildung: Shutterstock/Umomos
Alle Charts aus der Medikations-Risiko-Darstellung: © Matthias Kohlhof
Fotos im Innenteil: Shutterstock/Alexander Raths: 155; Shutterstock/BlueRingMedia: 91; Shutterstock/De Visu: 69; Shutterstock/fizkes: 19; Shutterstock/Ground Picture: 49, 133 re.; Shutterstock/i viewfinder: 12; Shutterstock/Kzenon: 32; Matthias Kohlhof privat: 168; Shutterstock/Pathdoc: 59; Shutterstock/Pavel Kubarkov: 56; Shutterstock/PhotoSGH: 22; Shutterstock/pics five: 150; Shutterstock/Robert Kneschke: 133 li.

Layout und Satz: Ortrud Müller – Die Buchmacher, Köln
Druck: Florjancic Tisk d.o.o., Slowenien
Printed in the EU

ISBN Print 978-3-7423-2254-8
ISBN E-Book (PDF) 978-3-7453-2040-4
ISBN E-Book (EPUB, Mobi) 978-3-7453-2041-1

Für meine Frau Heidi und
meine Kinder Tobias, Kathrin und Oliver

Inhalt

Warum ich dieses Buch geschrieben habe

Als Pharmazeut habe ich es nicht nur mit Arzneimitteln zu tun – wie sie hergestellt werden oder wie mit ihnen umzugehen ist. Arzneimittel werden immer auf die Leiden von Menschen bezogen und Pharmazeuten schauen, wie die Eigenschaften der Wirkstoffe auf die Erkrankungen bezogen werden können. Es ist aus pharmazeutischer Sicht spannend zu sehen, wie sich Arzneimittelwirkungen am Patienten entfalten und ob die Medikamente nicht nur ihren Zweck oder ihre Aufgabe erfüllen, sondern ob auch Fehlanwendungen sichtbar werden.

Eine in den letzten Jahren auffällige Entwicklung bei der Verordnung von Medikamenten ist die sogenannte Polymedikation oder auch »Polypharmazie« bei älteren Menschen. Polymedikation bedeutet, dass ein Patient mehr als vier oder fünf Arzneimittel vom Arzt verordnet bekommt – unabhängig davon, wie viele Erkrankungen der Patient hat. In der Regel werden diese Medikamente täglich eingenommen. Über die Polymedikation ist in den ärztlichen Fachmedien schon viel berichtet worden und es scheint ein aktuelles Thema zu bleiben. Dabei wird folgenden Fragen nachgegangen: Wie kommt eine Polymedikation zustande? Warum ist sie so problematisch? Und müssen alle Krankheiten wirklich medikamentös behandelt werden? Worin liegt eigentlich das Risiko bei polypharmazierten Patienten? Schließlich sind doch alle Arzneimittel geprüft und zur Anwendung freigegeben, oder etwa nicht? Die Gesundheitsbehörden prüfen neben den Nebenwirkungen auch die Angaben zu Wechselwirkungen: Sind diese vom Hersteller richtig angegeben und die erforderlichen Studien dazu durchgeführt worden?

Wenn all diese Fragen zum Wohle der Gesundheit und des Patienten beantwortet werden können, müsste doch alles in Ordnung sein, oder? Fakt ist jedoch, dass diese Prüfungen keine Komplikationen bei polypharmazierten Patienten ausschließen können. Daher lohnt sich grundsätzlich ein genauer Blick auf die Zusammenstellung der Medikation sowie die individuellen Beschwerden des Patienten, verbunden mit dem Ziel, Beschwerden, die unter der medikamentösen Therapie auftreten, den potenziell auslösenden Wirkstoffen zuzuordnen. Hinzu kommt, dass sehr viele betroffene Patienten unter mehr als einer Erkrankung leiden, was der Grund dafür ist, dass entsprechend den Erkrankungen viele Medikamente verordnet werden. Die Komplikationsrate bei polymedizierten Patienten kann schnell mit der Anzahl der Medikamente wachsen, weil sich Neben- und Wechselwirkungen dann besonders stark bemerkbar machen. Wenn mehrere Erkrankungen vorliegen, können diese teilweise in einen chronischen Zustand übergehen. Ärzte sprechen dann von Multimorbidität. Das bedeutet neben der Einbuße von Lebensqualität auch eine langfristige Anwendung von Arzneimitteln. Grundsätzlich sehe ich in der Entwicklung von Medikamenten eine positive Entwicklung, jedoch ist deren Anwendung und Kombination mit anderen Wirkstoffen stets kritisch zu begleiten. Dies ist ein wesentlicher Teil der Medikations-Risiko-Darstellung, die ich Ihnen in diesem Buch vermitteln möchte.

Was bedeutet Multimorbidität?

Von einem multimorbiden Patienten wird gesprochen, wenn mehr als zwei chronische Erkrankungen vorliegen. Die Chronizität, mit der eine chronische Erkrankung definiert wird, ist dann gegeben, wenn eine Erkrankung trotz ärztlicher Behandlung mehr als etwa sechs Monate besteht – abhängig von der Indikation. Das hört sich zunächst sehr nüchtern an. Betrachten wir das Beispiel Schmerzen genauer, wird auch hier die Chronizität bemüht, wenn die Schmerzen trotz ärztlicher Behandlung auch nach drei bis sechs Monaten noch bestehen. Das Fatale daran ist, dass der Schmerz – sollten die Ursachen nicht wirksam geheilt werden – sich verselbstständigt. Die betroffenen Zell- und Nervenstrukturen gewöhnen sich an die sich ständig ausschüttenden Schmerzsignale und die Nerven senden diese Schmerzsignale permanent an das Hirn weiter – selbst dann, wenn die eigentliche Ursache nicht mehr besteht. Deshalb sollten beispielsweise Schmerzen innerhalb von vier bis zwölf Woche[1] bekämpft werden. Erst danach wird von einem chronischen Schmerz gesprochen. Ein Schmerz, der chronifiziert, lässt sich nicht immer eindämmen. Nichtsdestotrotz lohnt sich der Blick auf die Zusammensetzung einer Schmerzmitteltherapie. In bestimmten Fällen können sich Schmerzmedikamente gegenseitig in ihrer Wirkung behindern. Darauf werde ich in Kapitel 3 »Häufige Risikothemen unter die Lupe genommen« eingehen.

Die Ursachen für vermeidbares Leiden liegen demnach in der Vielzahl der angewandten Medikamente. Ebenso wichtig ist es, die Eignung von Medikamenten für ältere Menschen stets zu hinterfragen. Vor diesem Hintergrund sah ich mich motiviert, mehr über Medikationen bei älteren Menschen in Erfahrung zu bringen. Eine fundierte Möglichkeit bestand in der Weiterbildung zum Geriatrischen Pharmazeuten. Dabei habe ich über einen längeren Zeitraum wertvolle Kontakte zu Ärzten, die sich der Altersmedizin verschrieben haben (Geriatern), und Gerontologen, die sich mit der Wissenschaft des Alterns beschäftigen, geknüpft. Das persönliche Ergebnis dieser Weiterbildung zeigt sich in der Sensibilisierung für krankheitsbedingte Probleme älterer Menschen.

Mit diesem Wendepunkt in der Berufsauffassung begann für mich logischerweise auch die Erarbeitung von Lösungskonzepten für medikationsbedingte Probleme bei älteren Menschen. Denn diese unterscheiden sich sehr deutlich von denen jüngerer Menschen – schon allein wegen der natürlichen Lebensvorgänge (Physiologie), die einen enormen Einfluss auf die Verträglichkeit und die Dosierung von Arzneimitteln haben. Auf diese Umstände gehe ich in Kapitel 2 »Nebenwirkungen und ihre Folgen« gesondert ein, denn dies ist für das Verständnis der Medikationen bei älteren Menschen sehr wichtig.

Weitere Risikomomente sind beispielsweise additive Nebenwirkungen und hier insbesondere die anticholinergen Nebenwirkungen, auf die ich genauer in Kapitel 2 eingehen werde. Es lohnt sich für ältere Menschen und deren pflegende Angehörige, diese Nebenwirkungen zu verstehen, weil sie auch für Menschen ohne medizinische Vorbildung erkennbar sind. Die eigenen Beobachtungen lassen sich für eine Medikations-Risiko-Darstellung dokumentieren und können dann auf die potenziell auslösenden Medikamente hinweisen. Dies wiederum hilft dem Arzt, die Medikation anzupassen und sie verträglicher zu machen.

Die Lösung: ein Datenbanktool

Da es objektiv betrachtet unmöglich ist, Wirkstoffeigenschaften mit ihren Haupt- und Nebenwirkungen sowie Wechselwirkungen von Hunderten Arzneimitteln ständig im Kopf zu haben und sicher anzuwenden, ist die Nutzung von speziellen Datenbanktools, wie ich sie entwickelt habe, sehr nützlich. Diese Tools geben die erforderlichen oder gewünschten Inhalte der beteiligten Medikamente einer Medikation indikations- und beschwerdebezogen wieder. Das ist zugegebenermaßen ein schwer verständlicher Satz. Deswegen möchte ich die Situation anhand eines Beispiels aus dem Alltag erläutern.

Die Sprechstundenzeit in den Arztpraxen beträgt zurzeit zwischen 5 und 10 Minuten. Nicht immer wird die Medikation auf Verträglichkeit geprüft, was grundsätzlich möglich wäre. Dies ist keine Kritik an der ärztlichen Leistung, sondern beschreibt lediglich eine klassische Sprechstundenzeit beim Arzt. Wenn dann Beschwerden geäußert und die entsprechenden Symptome beschrieben werden, folgt in der Regel die Verordnung eines weiteren Medikaments. Das ist der Zeitpunkt, an dem die Prüfung auf Verträglichkeit unerlässlich ist, insbesondere, wenn schon mehrere Arzneimittel in der Verordnung sind. Die vorhandene Medikationsliste wird durch die Verordnung zusätzlicher Präparate erweitert. Ohne eine Prüfung auf Verträglichkeit, ob neue oder verstärkte Nebenwirkungen dadurch auftreten, beginnt eine sogenannte Kaskadenverordnung, bei der immer mehr Arzneimittel die bereits vorhandene Medikation aufgrund von Nebenwirkungen oder Wechselwirkungen erweitern. Diese trägt ebenfalls zur Polymedikation bei.

Um in dieser Situation mehr Kontrolle und weniger Risiken in die Medikation zu bringen, habe ich spezielle Datenbanktools entwickelt, die für häufige Krankheitssymptome im Alter schnell, sicher und indikationsbezogen die Beschwerden von Patienten auf potenzielle medikamentöse Auslöser hin überprüfen. Gerade wenn viele Arzneimittel angewendet werden sollen, sind Nebenwirkungen, insbesondere bei älteren Menschen, genauer unter die Lupe zu nehmen. Meine Motivation liegt deshalb darin, älteren Menschen, die einer Polymedikation unterliegen, mehr Informationen zur

Sicherheit und Verträglichkeit ihrer Medikamente anzubieten. So sind im Laufe der zurückliegenden Jahre viele Medikationen in meinen Computer gelangt, sei es von Kollegen, Krankenkassen oder von pflegenden Angehörigen. Die Erkenntnisse aus den Analysen sind eindeutig: Viele Medikationen verursachen Probleme bei der Verträglichkeit in Bezug auf gehäufte Nebenwirkungen und Wechselwirkungen oder Doppelverordnungen. Ich gehe in Kapitel 3 noch auf einzelne Beispiele ein, die zeigen, dass zahlreiche Medikationen durchaus vermeidbare Risiken in sich bergen.

An dieser Stelle möchte ich Ihnen noch eine interessante Geschichte mit auf den Weg geben, die sehr gut beschreibt, warum ich diese Tools entwickelt habe. Eine pflegende Angehörige, die sich um ihre Mutter sehr liebevoll gekümmert hat, musste mitansehen, dass sie wegen zunehmender Kognitionsschwäche in eine Betreuungseinrichtung kam. Dort wurde sie für dement erklärt, da sie den Aufgaben des täglichen Lebens nicht mehr selbstständig nachkommen konnte. Als die Tochter von meinen Aktivitäten hinsichtlich der Darstellung von Medikationsrisiken erfuhr, übergab sie mir die Medikationsliste ihrer Mutter und beschrieb auch die Symptome, die sie begleiteten. Nach der Analyse besprachen wir das weitere Vorgehen, insbesondere merkte ich an, dass die erkennbare Hormonersatztherapie (hormone replacement therapy, HRT) mit einer Estrogenkombination für ältere Frauen demenzfördernd ist, was in den begleitenden Fachinformationen für medizinische Fachkreise nachzulesen ist. Mit einem kooperierenden Arzt wurde die Medikation angepasst und sämtliche Kognitions- und Orientierungsprobleme verschwanden binnen kurzer Zeit, sodass die Mutter die Betreuungseinrichtung verlassen konnte, das bevorstehende Weihnachtsfest organisierte, Termine wahrnahm und sogar wieder Autofahren konnte. Auch diese Begebenheit motivierte mich sehr stark, weiteren pflegenden Angehörigen eine derartige Medikations-Risiko-Darstellung anzubieten.

Mit diesem Buch möchte ich vielen pflegenden Angehörigen und Patienten einen Ausweg aus der oft unnötigen Übermedikation anbieten. Es könnte Patienten und deren Familienangehörigen enormes Leid erspart werden. Ich möchte aber auch an Ärzte appellieren, der wachsenden Flut von Medikamenten kritischer gegenüberzustehen und den Sinn und Zweck zu hinterfragen und betonen, dass in diesem Buch Medikamente weder verteufelt noch negativ oder positiv dargestellt werden. Was dieser Ratgeber leisten soll, ist der kritische und sensible Blick auf die Verträglichkeit beziehungsweise Unverträglichkeit von Wirkstoffen, wenn diese mehrfach oder sogar in hoher Zahl auf den Patienten einwirken.

Ich wünsche Ihnen eine aufschlussreiche Lektüre!

Matthias Kohlhof

Liebe Leserinnen, liebe Leser,

in diesem Buch werden Medikations-Risiko-Darstellungen vorgestellt und erläutert. Mithilfe dieser Darstellungen soll beispielhaft gezeigt werden, wo und warum es in Medikationen Schwachstellen geben kann, die zum Nachteil und zu Unverträglichkeiten bei Patienten führen können. Es ist für Sie daher wichtig zu wissen, dass die Medikationsanalysen in diesem Buch nicht dazu geeignet sind, selbstständig Änderungen innerhalb Ihrer Medikation vorzunehmen! Diese dürfen grundsätzlich und ausschließlich nur vom behandelnden Arzt ausgeführt werden!

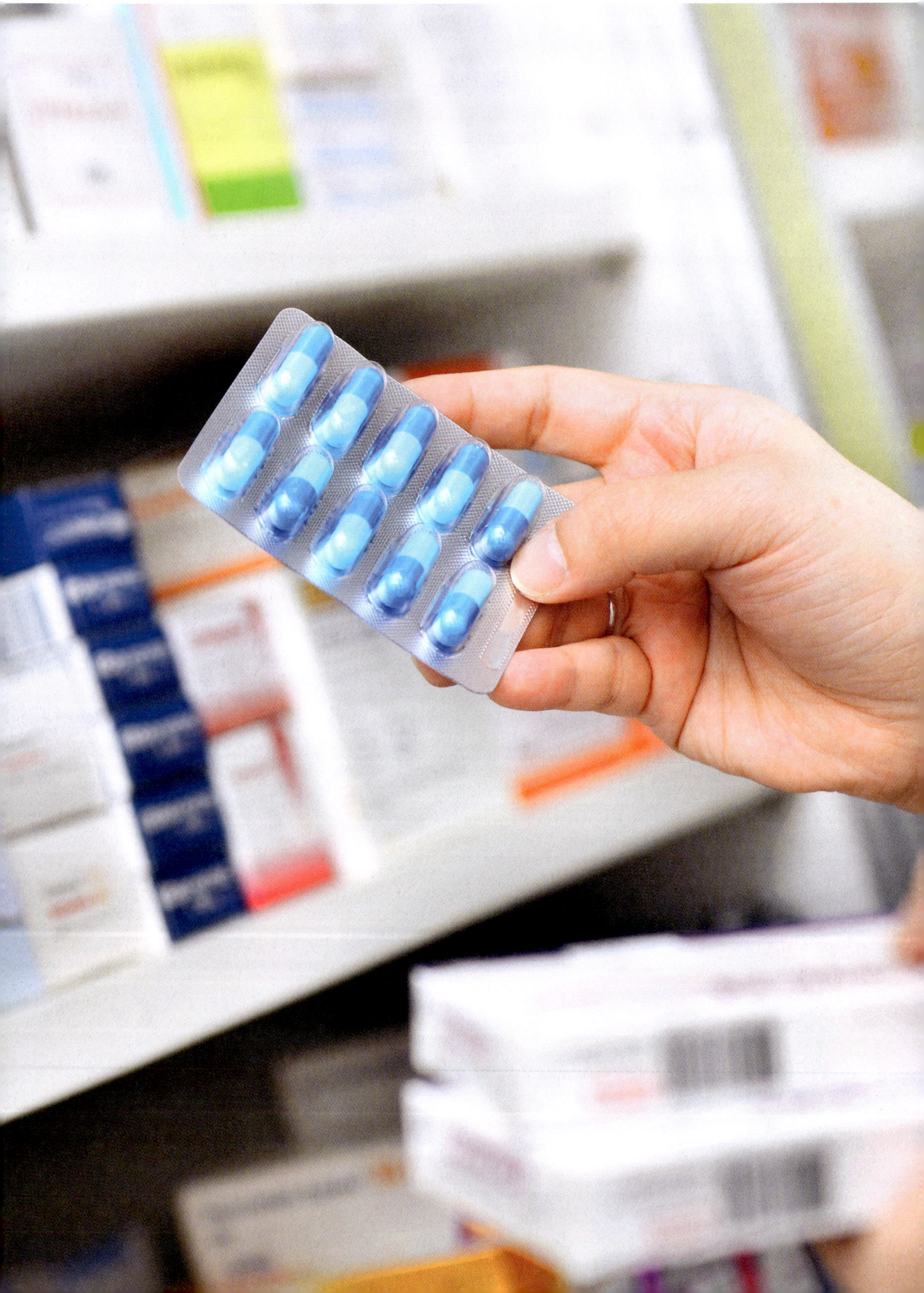

Kapitel 1

Unterschiedliche Sichtweisen auf die Medikationssicherheit

Zielführende Informationen zur Verträglichkeit von Arzneimitteln

Aus über 1000 Medikationsanalysen und Gesprächen mit pflegenden Angehörigen ist mir klar geworden, dass unerwartet viele Patienten einen erheblichen und vermeidbaren Leidensdruck durch nicht angepasste Medikationen verspüren und eine Abhilfe nur selten geleistet wird, weil angemessene Hilfestellungen nur schwer auffindbar sind. Diese erforderliche Abhilfe besteht prinzipiell in der Erkennung und Darstellung von vermeidbaren, weil vorhersehbaren Medikationsrisiken, die sich insbesondere für ältere Menschen ergeben. Ehe es so weit kommt, ist es vorteilhaft, wenn Patienten und pflegende Angehörige über das Chancenpotenzial der Vermeidbarkeit und Verringerung von Medikationsrisiken informiert und dafür sensibilisiert werden. Sie können auch ihren eigenen Anteil zu Medikationsanpassungen beisteuern, ohne dass sie ein Medizin- oder Pharmaziestudium absolviert haben. Medikationsrisiken zu erkennen, ist mit der richtigen digitalen Unterstützung kein Hexenwerk und stellt für Betroffene durchaus einen persönlichen, individuellen und gesundheitlichen Gewinn dar, sofern die Erkenntnisse mit dem behandelnden Arzt besprochen werden und dieser die Risikolage erkennt und die Medikation entsprechend anpasst. Erst die schriftlich strukturierte Darstellung der Medikationsrisiken versetzt einen Patienten in die Lage, eine nachvollziehbare Forderung nach einer Änderung der Medikation zu dokumentieren und dann beim Arzt zu veranlassen. Eine Änderungsaktion »auf Zuruf« hat nur kurzfristigen Bestand und ist im Nachhinein kaum nachvollziehbar.

Das Bedürfnis nach Medikationssicherheit bei älteren Menschen

Bei Gesprächen im Bekanntenkreis findet fast jeder das Thema Medikationsrisiken ganz wichtig. Denn jeder kennt in seinem Umfeld Menschen, die so viele Arzneimittel einnehmen, dass man sich gar nicht mehr sicher sein kann, ob das für die Gesundheit des Patienten förderlich ist. Wenn ich über Medikationsrisiken spreche, dann ist das keine Panikmache, sondern eine Notwendigkeit gegenüber den betroffenen Patienten. Das Minimieren von Medikationsrisiken entspricht dem natürlichen Grundbedürfnis nach Sicherheit. Denn Sicherheit ist ein elementares Grundbedürfnis und muss überall aktiv erzeugt werden. So auch die Medikationssicherheit. Bei der Erzeugung von Sicherheit sind wir immer auch auf andere angewiesen: Im Straßenverkehr, wo wir auf die Rücksichtnahme anderer Verkehrsteilnehmer setzen, bei der sozialen Sicherheit, bei der der Staat seine hoheitlichen Aufgaben sogar per Gesetz durchsetzt, um Sicherheit für die Bürger zu wahren. Natürlich ist hier der Einzelne auf Hilfe staatlicher Organe angewiesen, um Chaos zu vermeiden. Dennoch bleibt Sicherheit ein aktiver Posten im Leben eines jeden Einzelnen. Bei der Medikationssicherheit ist es ähnlich: Wir vertrauen auf unseren behandelnden Arzt und das ist grundsätzlich richtig. Darüber hinaus ist es aber sinnvoll, vermeidbare Risiken zu hinterfragen.

Medikationsrisiken lassen sich gerade bei einer Polymedikation nicht immer auf den ersten Blick erkennen. Dazu sollte in Ruhe eine Analyse durchgeführt werden – unabhängig von den Erfordernissen des Tagesgeschäfts und vom täglichen Workflow in den Arztpraxen und Apotheken. Dazu muss grundsätzlich die aktuelle Beschwerdelage des Patienten im Hinblick auf Nebenwirkungen und Wechselwirkungen berücksichtigt werden, die durch die Medikation entstehen oder verstärkt werden. Auf die vielen Nebenwirkungsstrukturen gehe ich in den folgenden Kapiteln gesondert ein, um Ihnen mehr Verständnis und Wissen über Art und häufige Nebenwirkungen zu vermitteln. Nicht jede Nebenwirkung hat eine klinische Bedeutung und nicht jede Nebenwirkung wird auf einen Patienten zutreffen. Sobald aber ein Patient mit vielen Arzneimitteln Veränderungen verspürt, sollte den Symptomen nachgegangen und festgestellt werden, ob diese Beschwerden organischer Natur sind oder ob sie ihren Ursprung in den potenziellen Nebenwirkungen der Medikation haben.

Jede Indikation, also beispielsweise eine Demenz oder Scheindemenz, eine Depression bei Polymedikation oder die COPD, die chronische Lungenerkrankung (chronic obstructive pulmonary disease) hat ein charakteristisches Spektrum an Symptomen und die individuell verwendeten Arzneimittel haben in der Regel eine Vielzahl an Nebenwirkungen, welche den indikativen Symptomen sehr ähnlich oder sogar identisch sind. Genau aus diesem Grund ist es sinnvoll, die potenziell auslösenden Wirkstoffe bei einer Polymedikation auf die vom Patienten beschriebenen Symptome zu projizieren. Ein entscheidender Lösungsansatz zur Minderung von Medikationsrisiken und deren Symptome wird durch die Betroffenen und pflegenden Angehörigen selbst mit hoher Effektivität erzeugt, wenn sie dem behandelnden Arzt selbst eine Medikations-Risiko-Darstellung vorlegen, aus der der Einfluss der Medikamente auf die jeweilige Beschwerdelage ersichtlich ist. In diesem Moment ergänzt man den Service, den man beim Arztbesuch gewohnt ist, um eine wichtige Sicherheitskomponente und erhöht gerade bei einer Polymedikation die Chance auf eine bessere Verträglichkeit der vielen Medikamente.

Gesundheit ist in aller Munde

Ich beobachte regelmäßig, dass Gesundheitsthemen wie Medikationen und deren Risiken mit Nachdruck als sehr wichtige Themen behandelt werden. In Unterhaltungen mit Patienten stelle ich häufig fest, dass das Hintergrundwissen über Gefahren und Risiken von Arzneimitteln, insbesondere, wenn diese in höherer Zahl und über einen längeren Zeitraum verwendet werden, kaum vorhanden ist. Wenn Medikationsrisiken aufgedeckt werden, wird dies von Patienten als Erleichterung empfunden, da sich ihnen eine neue Behandlungsperspektive auftun kann. Die Notwendigkeit einer Medikationsüberwachung wird daraufhin sofort und spontan gefordert.

Die Zahl der Pflegebedürftigen hat sich seit der Jahrtausendwende bis 2019 verdoppelt – von 2,5 Prozent auf 5 Prozent – und wird weiter stark steigen. Zu den pflegenden Angehörigen, von denen es in Deutschland schon jetzt mindestens 5 Millionen gibt – ebenso viele wie Pflegebedürftige[2] –, zählen schließlich auch sehr oft Familienmitglieder, aber ebenso Freunde und Nachbarn, sodass die Zahl schnell eine höhere Dimension erreicht. Sie alle setzen sich dann auch mit den Medikationen der Betroffenen auseinander. Hierbei geht es um die Anzahl der Medikamente und deren Verträglichkeit. Es stellen sich Unsicherheiten und Fragen ein, ob alles seine Ordnung hat. Oft kennen sie in ihrem Bekanntenkreis weitere Betroffene, die vergleichbare Sorgen haben.

Natürlich vertraut man einerseits dem behandelnden Arzt, andererseits können gerade bei pflegenden Angehörigen doch Restzweifel angesichts der Menge der verordneten Medikamente bleiben. Denn die Fülle der potenziellen Neben- und Wechselwirkungen kann nun wirklich niemand vorhersagen.[3] In der Realität werden auch viele Risiken übersehen. Ein bekannter Begriff in diesem Zusammenhang ist die sogenannte Kaskadenverordnung. Patienten, die schon mit vielen Medikamenten therapiert werden, erhalten weitere Medikamente, um die Nebenwirkung eines der bereits verordneten Medikamente zu behandeln. Richtig wäre allerdings die Überprüfung der angewandten Arzneimittel, ob diese überhaupt notwendig oder geeignet sind. Die Anforderungen an eine medikamentöse Therapie können sich schließlich im Laufe der Behandlung ändern, sodass beispielsweise Akutmedikationen auf deren Absetzung hin geprüft werden sollten. Im Folgenden erwartet Sie eine umfassende Information über Medikationsrisiken, wie und woraus sie entstehen und wie man mit ihnen umgehen kann.

Wie Sie die vorgestellten Informationen nutzen

Zunächst ist es ratsam, dass Sie sich über Arzneimittelrisiken bei älteren Menschen informieren. Wenn diese mehr als eine chronische Erkrankung haben, werden sie in der Regel mit mehreren Medikamenten therapiert. Im weiteren Verlauf gehe ich immer wieder auf die Problematik der Polymedikation als Medikationsrisiko ein und bringe diese in Bezug zu den individuellen Beschwerden des Patienten. Beschwerden und Nebenwirkungen korrelieren oftmals direkt und es ist für den Patienten erkenntnisreich, sich über die unterschiedlichen Arten von Nebenwirkungen zu informieren. Auch Menschen ohne medizinische Vorbildung sind in der Lage, die in Kapitel 2 behandelten anticholinergen Symptome bei sich oder als pflegender Angehöriger wiederzuerkennen. Anticholinerg bedeutet, dass der Botenstoff Acetylcholin (Seite 43) nur vermindert verfügbar ist und wichtige nervliche Funktionen nur teilweise ausgeführt werden. Da sich darüber hinaus viele organische Funktionen im Alter verändert darstellen, lohnt es sich hier zunächst für Sie, einen Blick auf diese Funktionen zu werfen. Mehr dazu finden Sie im Abschnitt »Organische Veränderungen im Alter« ab Seite 35.

Gut vorbereitet in das Arztgespräch

Menschen, die zielgerichtet in die Zukunft schauen, um einen positiven Einfluss auf sich und andere auszuüben, sehen prinzipiell keine Hürde, wenn sie das Arztgespräch mit weiteren Informationen anreichern, um die Lebensqualität für Betroffene und sich selbst zu verbessern, wenn diese durch Medikamente eingeschränkt wird. Dabei kann man sich auf verschiedene Art und Weise auf das Arztgespräch vorbereiten. In Kapitel 4 gebe ich dazu viele Tipps und Anregungen. Grundsätzlich biete ich an, eine Medikations-Risiko-Darstellung von mir erstellen zu lassen und beim Arzt zu nutzen. Beispiele, wie eine Risikoanalyse aussieht, stelle ich in Kapitel 3 dar, sodass Sie einen Eindruck erhalten, was Sie von einer Medikations-Risiko-Darstellung erwarten können. Mit einer derartigen Analyse kann das Arztgespräch gut vorbereitet und diese dem Arzt zu Beginn der Sprechstunde übergeben werden. Eine sehr wirksame Methode, die Ihnen Sicherheit verleiht.

Eine individuelle Zusammenstellung der Beschwerden, die einen medikamentösen Bezug haben können, wird bei den behandelten Indikationen ab Seite 58 vorgestellt. Zutreffende Symptome sollten dem Arzt genannt werden und ein medikamentöser Zusammenhang kann dann in der Sprechstunde behandelt werden. Hinsichtlich der Verträglichkeit Ihrer Medikation sollte Ihr Hausarzt eine Zweitmeinung zulassen und Ihnen insbesondere bei einer Beschwerdesituation zuhören und auf Ihre Fragen eingehen. Eine mitgebrachte Medikations-Risiko-Darstellung sollte sich der Arzt ansehen und danach mit Ihnen besprechen, wie Ihre Medikation genauer anpasst werden kann.

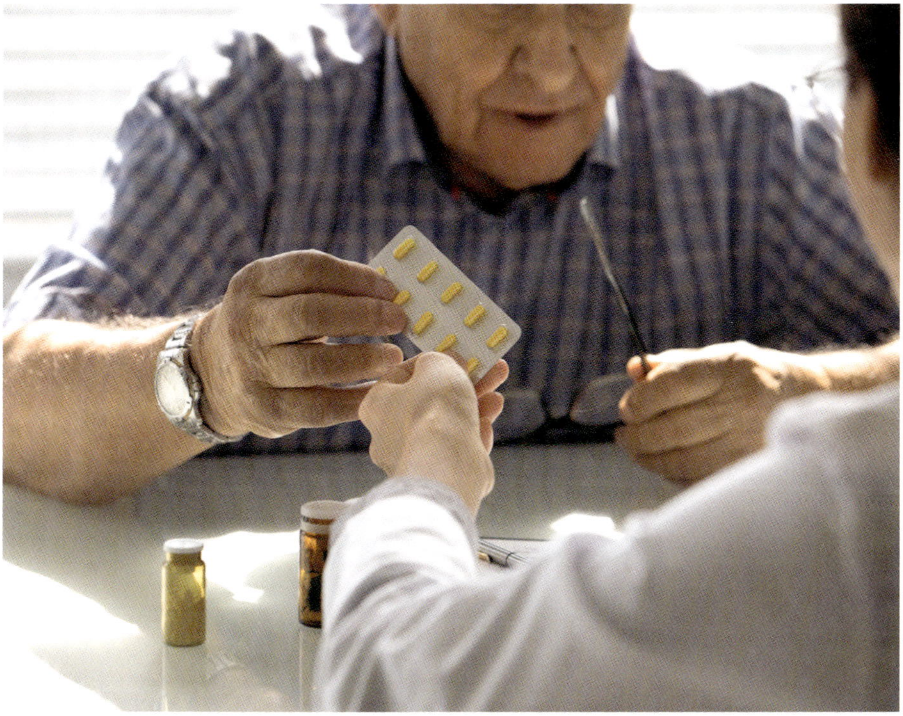

Stellen Sie Symptome oder Beschwerden nach der Einnahme neuer oder mehrerer Medikamente fest, besprechen Sie dies unbedingt mit Ihrem Arzt.

Heute lässt im Prinzip jeder Arzt eine Zweitmeinung zu, einige spezialisieren sich sogar darauf. Wenn ein Arzt eine Zweitmeinung ablehnt, scheint es ratsam, diesem Arzt besonders kritisch gegenüberzutreten. Erst die Initiative von Betroffenen oder pflegenden Angehörigen stellt in vielen Fällen den entscheidenden Lösungsansatz dar, wenn nämlich dem behandelnden Arzt eine Medikations-Risiko-Darstellung gezeigt wird, um die Minderung von Medikationsrisiken und deren Symptome durchzusetzen und erfolgreich zu besprechen. »Engpässe«, die bis dato noch nicht berücksichtigt wurden, werden dargestellt und können in der Sprechstunde besprochen werden. Schauen Sie sich bei den genannten Indikationen die möglichen Beschwerden an, die Sie als Patient oder als pflegender Angehöriger wahrnehmen. Wenn es Übereinstimmungen mit Ihren Symptomen gibt, dann lohnt sich eine Abstimmung mit den potenziell auslösenden Medikamenten. In Kapitel 3 sehen Sie einige Beispielauswertungen für häufige Indikationen. Diese medikationsbezogenen Darstellungen bedürfen im Einzelfall aber einer individuellen Auswertung. Sie können diese mithilfe meiner Medikations-Risiko-Darstellung für Ihren Bedarf von mir erstellen lassen. Sie dient der Erkenntnis, ob Beschwerden einen organischen Ursprung haben oder ob Medikamente mit ihren Nebenwirkungen die potenziellen Auslöser sein können. Solche umfangreichen Daten dienen der Anregung für individuelle Medikationsanalysen. Für Risikoanalysen ist die von mir entwickelte Datenbank mit ihren Anwendungstools bestens geeignet, weil individuelle Beschwerden auf die potenziell auslösenden Nebenwirkungen der angewandten Arzneimittel projiziert werden.

Die Entwicklung meiner Medikationsdatenbank

Anlässlich meiner Weiterbildung zum Apotheker für Geriatrische Pharmazie, bei der unter anderem die Grundlagen für Medikationsanalysen behandelt wurden, war klar, dass es für diese Analysen enorm vieler Arzneimittelinformationen bedarf. Diese Informationen müssen stets sicher und genau passend abrufbar sein. Natürlich gibt es für Mediziner und Pharmazeuten einschlägige Datenbanken. Deren Bedienung und die Abrufe von Wirkstoffeigenschaften sind jedoch aufwendig und für Medikationen von mehr als vier oder fünf Wirkstoffen sehr umfangreich. Ein Abgleich mit Patientenbeschwerden ist kompliziert und kann in der Regel nicht über die Datenbank ausgegeben werden, sondern die Ergebnislage wird dem Patienten »auf Zuruf« vom Arzt oder Apotheker mitgeteilt. Der Patient braucht schon ein gutes Erinnerungsvermögen, um auch später noch die genannten Risiken zu kennen und angemessen zu verarbeiten.

Mit meiner speziell für Ältere entwickelten Datenbank hingegen werden mehrere Probleme auf einmal gelöst. Speziell angefertigte Datenbankanwendungen (Datenbanktools) ermöglichen es, Patientenbeschwerden auf die Neben- und Wechselwirkungen von Medikamenten abzubilden. Um den Fokus noch deutlicher zu präzisieren, werden die Indikationen (Wofür wird der Wirkstoff verwendet?) hinzugezogen und ich erhalte ein genaueres Bild für das jeweilige Medikationsrisiko. Darüber hinaus werden meine Analysen als Medikations-Risiko-Darstellung schriftlich und übersichtlich geordnet in Charts ausgegeben. Sie können zur Vorbereitung für den nächsten Arztbesuch verwendet werden. Schließlich entfällt die unverbindliche Information »auf Zuruf«. In Kapitel 3 werden einige Beispiele von Medikations-Risiko-Darstellungen zum Beispiel bei Atemwegserkrankungen, Scheindemenz, Harninkontinenz, Depression und andere dargestellt und besprochen. Wichtig ist, dass meine Medikationsanalysen nur für ältere polymedizierte Patienten ausgelegt sind.

Die Basis der verwendeten Wirkstoffinformationen sind die gesetzlich vorgesehenen Fachinformationen für Fachkreise, die für jedes Medikament, das von der Europäischen Arzneimittelagentur (EMA) zugelassen wird, mitgeliefert werden müssen. Hinzu kommen wissenschaftliche Veröffentlichungen aus medizinischen Fachzeitschriften, die ebenfalls für meine Datenbank ausgewertet werden.

Meine Datenbank und ihre Anwendungen habe ich im Laufe mehrerer Jahre entwickelt und immer wieder optimiert, sodass sie für viele Indikationen, die häufig bei älteren Menschen behandelt werden, geeignet ist. Das Erstellen von Medikations-Risiko-Darstellungen ist mit Kosten verbunden, die bei mir nachgefragt werden können. Weitere Informationen dazu finden Sie im Anhang auf Seite 168.

Medikationsrisiken und ihre fatalen Folgen

Immer dann, wenn mehrere oder sogar viele Arzneimittel verordnet werden, steigt das Risiko von Medikationsunverträglichkeiten. Medikationsrisiken bestehen sowohl aufgrund der Nebenwirkungen einzelner beteiligter Wirkstoffe, insbesondere, wenn diese sich in einer Medikation addieren,

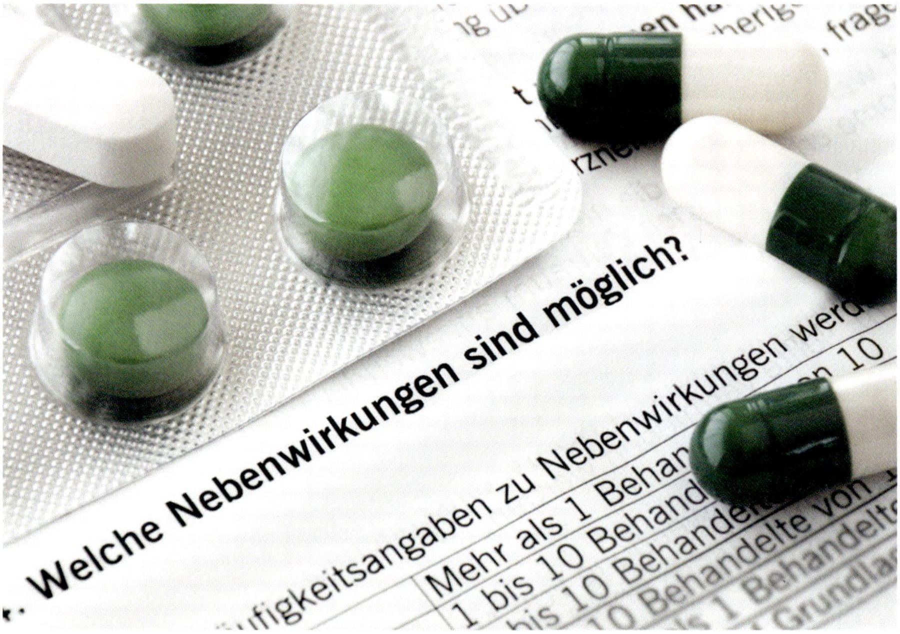

Der Beipackzettel gibt Ihnen grundsätzlich wichtige Hinweise zu Wechsel- und Nebenwirkungen. Lesen Sie sich diesen vor jeder Einnahme aufmerksam durch!

als auch aus deren potenziellen Wechselwirkungen in Form von wechselseitigen Wirkungseinflüssen.

- Medikationsrisiken werden in den Fachinformationen[4] dadurch beschrieben, dass die gleichzeitige Anwendung mit anderen Wirkstoffen problematisch sein kann. Es werden unterschiedliche Kategorien von Wechselwirkungen beschrieben. Beispielsweise können **Wirkungsverstärkungen** oder **Wirkungsminderungen** eintreten.
- Andererseits werden in den Fachinformationen[5] auch **Vermeidungen** genannt oder es gibt für diese oder jene Wirkstoffkombination keine Empfehlung.
- Fachinformationen haben eine große Ähnlichkeit mit dem **Beipackzettel** oder auch der Gebrauchsinformation (Informationen für Anwender), die jeder Arzneimittelverpackung beigefügt ist. Die Fachinformation ist für die Fachkreise (Ärzte, Apotheker) als gesetzliche Information zur

Zulassung eines Medikamentes vorgesehen und dient auch als Informationsquelle für Medikationsrisiken.
- Darüber hinaus werden ebenfalls Hinweise gegeben, wenn **Nebenwirkungen verstärkt auftreten** können oder das Sicherheitsprofil überprüft werden soll. Eine Nierenbelastung durch Wechselwirkungen von Arzneimitteln ist ebenfalls nicht selten.

Was sind eigentlich Medikationsrisiken?

Medikationsrisiken gestalten sich vielfältig. Abhängig von der Wahl und der Anzahl der Arzneimittel sowie abhängig vom Alter der Patienten und vom gesundheitlichen Zustand sind die potenziellen Wahrscheinlichkeiten von Medikationsrisiken äußerst variabel. Das sind beispielsweise:

- **Kontraindikation oder Vermeidung** von beteiligten Wirkstoffen, die laut der jeweiligen Fachinformation ausdrücklich genannt werden.
- Die Formulierung einer Aufforderung an den Arzt laut Fachinformation zur **Überprüfung des Sicherheitsprofils** der beteiligten Medikamente. Eine eventuelle Dosisanpassung oder eine engmaschige ärztliche Überwachung können die angekündigte Wechselwirkung minimieren, wobei beide oder mehrere Interaktionspartner im Fokus der Überwachung stehen sollten.

Darüber hinaus sind Hinweise möglich, die vor dem Einsatz eines Medikaments zusammen mit anderen Arzneimitteln bei älteren Menschen ausdrücklich warnen. Nebenwirkungen von Wirkstoffen können durchaus auch Nebenwirkungen anderer Wirkstoffe überdecken, sodass diese zunächst nicht erkennbar sind. Hinweise darauf werden in den Fachinformationen gegeben, insbesondere sind beispielsweise Diabetiker betroffen, die eine Unterzuckerung zunächst nicht unbedingt bemerken, wenn sie zusätzlich Betablocker, ein Medikament zur Behandlung der koronaren Herzkrankheit oder des hohen Blutdrucks, erhalten. Betablocker können eine Unterzuckerung »maskieren«. Diese Patienten oder deren pflegende Angehörige müssten dann ausdrücklich auf das Gefahrenmoment einer Unterzuckerung hingewiesen werden. Entsprechend müssten schlussendlich Blutzuckermessungen angepasst und eine Medikationsoptimierung geprüft werden.

Die Risikodarstellung einer individuellen Medikation sollte so erfolgen, dass der behandelnde Arzt die Gefahren zügig erkennt und aufgrund der Datenlage daraufhin eine Optimierung der Gesamtmedikation durchführen kann oder den Patienten zur engmaschigen Überwachung kurzfristig in die Sprechstunde einlädt. Insbesondere für ältere Patienten ist es beispielsweise sinnvoll, die Nierenbelastung durch Arzneimittel oder eine ohnehin schon minimierte Nierenleistung prüfen zu lassen, um eine zusätzliche gefährliche Absenkung der Nierenleistung bis hin zur Dialysepflicht auf Dauer zu verhindern oder zumindest nicht durch vorbelastete Arzneimittel zu forcieren. Wenn die Dialysepflicht deswegen eintritt, weil vermeidbare Neben- und Wechselwirkungen die Nierenleistung immer weiter beeinträchtigen, so ist nach meiner Ansicht dieser Zustand nicht nur beklagenswert, sondern sollte weitgehend vermeidbar sein. Zu diesem Thema gibt es wissenschaftliche Veröffentlichungen, die in meinen Datenbanktools genutzt werden.

Wie häufig sind Medikationsrisiken?

Medikationsrisiken entstehen insbesondere durch Nebenwirkungen der verwendeten Arzneimittel. Wenn man sich Veröffentlichungen zum Thema Medikationsrisiken anschaut, dann ist auffallend, dass sowohl Ärzte als auch Krankenkassen sowie Journalisten dieses Thema aufgreifen und gleichzeitig beklagen, dass Medikationsrisiken viel mehr den Fokus der öffentlichen und der fachbezogenen Aufmerksamkeit bedürfen als dies zurzeit der Fall ist.[6]

Medikationsrisiken werden beispielsweise sehr häufig in den Notaufnahmen der Krankenhäuser registriert. Besonders betont wird, dass insbesondere Herz-Kreislauf-Medikamente, Antikoagulanzien und Antithrombotika (beides Blutverdünner) oder Antibiotika sowie Antidiabetika, Analgetika (Schmerzmittel), Benzodiazepine (werden sehr häufig bei Angststörungen, zur Beruhigung, bei epileptischen Anfällen und Fieberkrämpfen verwendet) und Psychopharmaka zur Notaufnahme in die Krankenhäuser führen.[7] Genaue Zahlen zur Häufigkeit von Medikationsrisiken existieren nicht; ein Blick auf Todesfälle und Krankenhauseinweisungen sprechen aber eine deutliche Sprache und die Dunkelziffern geben Anlass zu weiteren Überprüfungen.[8]

Todesfälle durch Arzneimittel

Laut Arzneimittelkommission der Bundesärztekammer sterben jährlich circa 8000 Menschen in Deutschland an den Folgen von Arzneimittelwirkungen und 50 000 bis 100 000 erkranken schwer. Andere Quellen nennen höhere Zahlen: Medscape – eine der weltweit führenden Onlineplattformen für Ärzte und Gesundheitsexperten – berichtete am 3. Januar 2020 von bis zu 60 000 Toten pro Jahr durch unerwünschte Arzneimittelwirkungen in Deutschland.[9] Hier ist wahrscheinlich eine Dunkelziffer eingerechnet. Eine weitere Quelle berichtet von über 34 000 Toten durch Arzneimittel und einer Dunkelziffer von circa 58 000 Arzneimitteltoten.[10] Bemerkenswert an dieser Stelle ist ein Vergleich mit der Zahl der Verkehrstoten in Deutschland jährlich, die etwa bei 3000 liegt. Dabei werden die Bemühungen der Automobilclubs, die Zahl der Verkehrsunfälle weiter einzudämmen, in der Öffentlichkeit eher wahrgenommen als die Bemühungen des Gesundheitswesens, die Toten durch Arzneimittel zu reduzieren. Die betroffenen Patienten hatten einfach keine vergleichbare Lobby. Lobbyismus im deutschen Gesundheitswesen könnte manchmal auch anders wahrgenommen werden, steht doch der wirtschaftliche Nutzen der sogenannten Leistungserbringer, der Krankenkassen oder der Pharmaunternehmen im Fokus.

Krankenhauseinweisungen durch Fehler in der Medikation oder durch Unverträglichkeiten

Laut einer Anfrage der FDP-Bundestagsfraktion vom 26. Februar 2018 beträgt die Zahl der Krankenhauseinweisungen, die auf Medikationsfehler beruhen, jährlich 250 000 Menschen.[11] Circa 5 Prozent davon sind die Folge unerwünschter Arzneimittelwirkungen.[12] Wirklich genaue Zahlen gibt es nicht; es kommt immer darauf an, wer diese Zahlen zusammenstellt. Es gibt eine charakteristische deutsche Studie – gefördert vom Bundesministerium für Gesundheit (BMG) – namens »ADRED-Studie«,[13] die Informationen über etwa 10 000 Behandlungsfälle in Notaufnahmen von vier größeren Krankenhäusern und deren Zusammenhänge mit unerwünschten Arzneimittelwirkungen (Nebenwirkungen) darstellt. Bei circa 6,5 Prozent davon wurde ein möglicher Zusammenhang zwischen den Symptomen und den eingenommenen Medikamenten hergestellt. Wichtig ist hier die Tatsache, dass die betroffenen Patienten durchschnittlich sieben Medikamente täglich eingenommen haben. An dieser Stelle sei noch ergänzt, dass es sich hier um Notaufnahmen in wenigen Krankenhäusern handelt. Weitere Krankenhauseinweisungen wegen unerwünschter Arzneimittelwirkungen werden mit einer Bandbreite von 5 bis 10 Prozent angegeben.[14] Bei circa 20 Millionen Krankenhauseinweisungen jährlich sind dies 1 bis 2 Millionen Patienten, die bereits mit dem Verdacht auf Nebenwirkungen ins Krankenhaus eingewiesen werden.[15] Bei dieser großen Zahl wirft allein schon der gesunde Menschenverstand Fragen auf, die sich aus der Verordnung von verschreibungspflichtigen Arzneimitteln, aber auch aus den zusätzlich verwendeten frei verkäuflichen Arzneimitteln (OTC = over the counter) ergeben. Der oft zitierte Medikationsplan[16] ist zur Erkennung und Darstellung von Medikationsrisiken nicht geeignet, da er nur die angewandten Arzneimittel beinhaltet. Allenfalls ist der Medikationsplan, den Patienten vom behandelnden Arzt erhalten, wenn sie mehr als drei Medikamente täglich einnehmen, ein notwendiger Ansatz, um anschließend die Nebenwirkungen und Wechselwirkungen der Medikamente offenzulegen. Ein dazu passendes Programm habe ich mithilfe von Datenbanken entwickelt.[17]

Potenziell ungeeignete Medikation bei Demenzkranken

Es gibt regelmäßig Berichte und Studien, die über fatale Folgen von Medikationsfehlern berichten.[18] Wenn Arzneimittel innerhalb einer Medikation nicht auf ihre aktuelle Indikation hin überprüft werden, besteht natürlich das Risiko einer ungeeigneten Medikation. Letztere liegt allerdings auch dann schon potenziell vor, wenn Alternativen zu Arzneimitteln nicht berücksichtigt werden. Noch deutlicher ist die Lage, wenn aufgrund des täglichen Tablettenkonsums beispielsweise die Unterscheidung von chronischen Delirzuständen und Demenz verkannt wird.[19] Belastend sind hier nicht nur Steroide (insbesondere Cortison, das für viele Stoffwechselvorgänge wichtig ist) oder Fluorochinolone (Antibiotika), sondern auch Hormone, wenn sie zur Hormonersatztherapie (HRT) bei Männern[20] und Frauen[21] eingesetzt werden.

Äußerst viele Arzneimittel haben einen Einfluss auf den Botenstoff Acetylcholin (Seite 43), und zwar in unterschiedlicher Stärke. Da hier eine strenge Additionsfähigkeit des anticholinergen (dem Botenstoff Acetylcholin entgegenwirkenden) Charakters besteht und die entsprechenden Angaben fast ausschließlich der einschlägigen Literatur[22] zu entnehmen sind, ist es ratsam, fachliche Unterstützung in Anspruch zu nehmen. Diese Eigenschaften sollten auch tatsächlich identifiziert und ärztlicherseits bewertet werden. Auf diese charakteristische Nebenwirkung gehe ich auf Seite 41 ein.

Auch Medikamente, die keinen Bezug zum Botenstoff Acetylcholin haben, können Nebenwirkungen erzeugen, die wie Arzneimittel mit anticholinergen Nebenwirkungen einen demenziellen Charakter vermuten lassen. Hierzu gehören beispielsweise auch sogenannte Protonenpumpeninhibitoren (PPI, auch als Protonenpumpenhemmer bezeichnet, ein Mittel gegen die Übersäuerung des Magens), die sehr oft fälschlicherweise akut gegen Sodbrennen verwendet werden, obwohl sie für die Akutbehandlung des Sodbrennens gar nicht geeignet sind und bessere Präparate zur Verfügung stehen. Das Risiko bei älteren Menschen liegt darin, demenzielle Erscheinungen wie Gedächtnis- und Orientierungsstörungen, aber auch Blutbildveränderungen durch Protonenpumpeninhibitoren zu erleiden. Es ist deswegen hoch, weil durch Protonenpumpeninhibitoren die Aufnahme von Vitamin B12 gehemmt wird. Dieses essenzielle Vitamin muss grundsätzlich von außen zugeführt werden, da der Körper es nicht selbst herstellen kann. Im Übrigen behindern Protonenpumpeninhibitoren auch die Aufnahme anderer lebenswichtiger Substanzen, wie Kalzium oder Magnesium, und erhöhen den pH-Wert des Magensaftes (geringeres Säureangebot). Gleichzeitig reduzieren sie die ohnehin schon verlangsamte Darmtätigkeit bei älteren Menschen und können zu Magen-Darm-Infektionen führen, weil durch den höheren pH-Wert Bakterien und Viren nicht ausreichend abgetötet werden.

Von besonderem Interesse ist ebenfalls eine »potenziell ungeeignete Medikation« bei Menschen mit Demenz oder mit demenziellen Symptomen. Die Fachinformationen der nachfolgend genannten Arzneimittelgruppen geben Auskunft darüber, ob Wirkstoffe nicht bei demenziellen Verhaltensstörungen angewandt werden sollen, wie beispielsweise Gelbkörperhormone (Gestagene) oder Estrogene, einige Antiparkinson-Mittel, Neuroleptika und Antihistaminika. Als potenziell demenzfördernde Arzneimittel werden beispielsweise Aluminiumverbindungen, Hormone wie Gestagene und Estrogene, einige Antiepileptika (Clonazepam, Valproinsäure) sowie einige Antiparkinson-Mittel eingestuft. Wenn eine Demenz diagnostiziert wurde, ist grundsätzlich Vorsicht geboten bei Aluminiumverbindungen, einigen Antihistaminika (beispielsweise Dimenhydrinat), Neuroleptika, Phenothiazine, Antipsychotika, Benzodiazepine (Schlaf- oder Beruhigungsmittel; ausgenommen Lorazepam) oder Hormonen wie Desmopressin und Vasopressin. Diese Medikamente und deren Wirkungen sollten dann engmaschig vom behandelnden Arzt überwacht werden.

Sie erkennen in der nachfolgenden Tabelle Arzneimittelgruppen, inklusive Doppelnennungen von Medikamenten oder ganzen Arzneimittelgruppen, die möglicherweise fein nuanciert dem indikativen Umfeld »Demenz« mehrfach zugeordnet werden. In der Tat unterscheiden die Fachinformationen diese Zuordnungen subtil. Es heißt beispielsweise nicht nur »Demenz – ja oder nein«, sondern es gibt fließende Übergänge bezüglich der Förderung demenzieller Symptome, von Verhaltensstörungen oder bei Arzneimitteln, die bei einer Demenz nicht anzuwenden sind.

<table>
<thead>
<tr><th>Krankheitsbild Demenz</th><th>Arzneimittelgruppen</th></tr>
</thead>
<tbody>
<tr><td>Bei Demenz kritisch zu hinterfragen</td><td>• Hormone, beispielsweise Gestagene oder Estrogene
• Antiparkinsonmittel (es sind nicht alle betroffen, dennoch hinterfragen)
• Neuroleptika, typische und atypische
• Phenothiazine, wie Promethazin als stark wirkendes H1-Antihistaminikum</td></tr>
<tr><td>Potenziell demenzfördernde Arzneimittel</td><td>• Aluminiumverbindungen
• Hormone, auch in Kombination (Gestagene, Estrogene)
• wenige Antiepileptika (Clonazepam, Valproinsäure)
• einige Antiparkinsonmittel</td></tr>
<tr><td>Nicht bei Demenz anzuwenden</td><td>• Aluminiumverbindungen
• einige Antihistaminika (zum Beispiel Dimenhydrinat)
• Hormone
• Desmopressin (Vasopressin)
• Neuroleptika, Phenothiazine, Antipsychotika
• Benzodiazepine (nicht Lorazepam!)</td></tr>
<tr><td colspan="2">Beachten Sie dabei grundsätzlich, dass auch anticholinerge Belastungen (Seite 43) sehr niedrig gehalten werden müssen!</td></tr>
</tbody>
</table>

Da das medikamentöse Risiko bei polypharmazierten älteren Patienten besonders hoch ist, sollte eine Polymedikation so weit wie möglich reduziert werden. Wir sprechen von einer Polymedikation, wenn der Patient durchschnittlich mehr als fünf oder sechs Arzneimittel täglich einnimmt. Sehr viele Patienten erhalten aber deutlich mehr Arzneimittel pro Tag. Polymedikation – das wird immer wieder in ärztlichen Fachzeitschriften dargelegt – darf kein Dauerzustand sein und erhöht auf maximale Weise die Medikationsrisiken. Zur Reduzierung von Medikationsrisiken hat der Arzt verschiedene Möglichkeiten, die er prüfen sollte. Grundsätzlich stellt sich die Frage, ob wirklich jede Indikation medikamentös behandelt werden muss. Arzt und Patient sollten sich darüber verständigen, ob nicht auch Selbstheilungskräfte verstärkt aktiviert werden können, wenn es dafür eine medizinische Basis gibt. Wichtig ist, dass in der Behandlung immer die medikamentöse Linie erhalten bleibt. Sollten sich medikamentöse Erfordernisse ergeben, ist auch das Absetzen der zusätzlichen Medikation zeitlich ins Auge zu fassen.

So kann der Arzt unnötige Polymedikation verringern

1. Die aktuelle Indikation sollte überprüft werden, das heißt, dass jedem Medikament eine Diagnose zuordenbar sein soll. Ist dies nicht der Fall, liegt es nahe, dass ein Medikament zu viel verordnet wurde.

2. Wenn ein Medikament nach der medikamentösen Akutbehandlung aus unerklärlichen Gründen weiter verordnet wird, dann sollte der Patient oder pflegende Angehörige dies hinterfragen.

3. Wenn sich hinter Doppelverordnungen Medikamente mit unterschiedlichem Namen, aber dem gleichen Wirkstoff verstecken, sollte überprüft werden, ob diese Doppelverordnung weiterhin sinnvoll ist.

4. Der Verzicht auf Kaskadenverordnungen ist relevant, wenn erkennbar ist, dass neue Medikamente zu noch mehr Nebenwirkungen und Wechselwirkungen führen. Nicht jede genannte Nebenwirkung muss mit einem neuen Medikament behandelt werden. Das führt zu noch mehr Nebenwirkungen und zu noch mehr Wechselwirkungen.

5. Muss wirklich jede Indikation medikamentös behandelt werden? Dies ist möglicherweise eine provokante Frage. Arzt und Patient sollten sich darüber verständigen, ob nicht auch Selbstheilungskräfte verstärkt aktiviert werden können, wenn es dafür eine medizinische Basis gibt. Die medikamentöse Linie sollte immer erhalten bleiben. Ergeben sich medikamentöse Erfordernisse, sollte gleichzeitig auch das Absetzen der zusätzlichen Medikation zeitlich bedacht werden.
6. Die Absprache mit anderen Fachärzten ist sinnvoll. Es ist verständlich, wenn beispielsweise der Kardiologe auf seiner Verordnung eines blutdrucksenkenden Arzneimittels besteht. Ob eine weitere Verordnung des Hausarztes erforderlich ist, sollte unbedingt sorgsam geprüft werden.
7. Medikamente mit Abhängigkeitspotenzial, wie dies beispielsweise bei vielen Z-Substanzen der Fall ist, etwa Zolpidem, Zaleplon und Zoplikon, aber auch Benzodiazepine als Schlafmittel, sollen – so steht es in den Fachinformationen – nur kurzfristig angesetzt und danach wieder ausgeschlichen werden.
8. Gerade bei älteren Menschen sind Medikamente genauso schnell abzusetzen wie sie angesetzt werden.

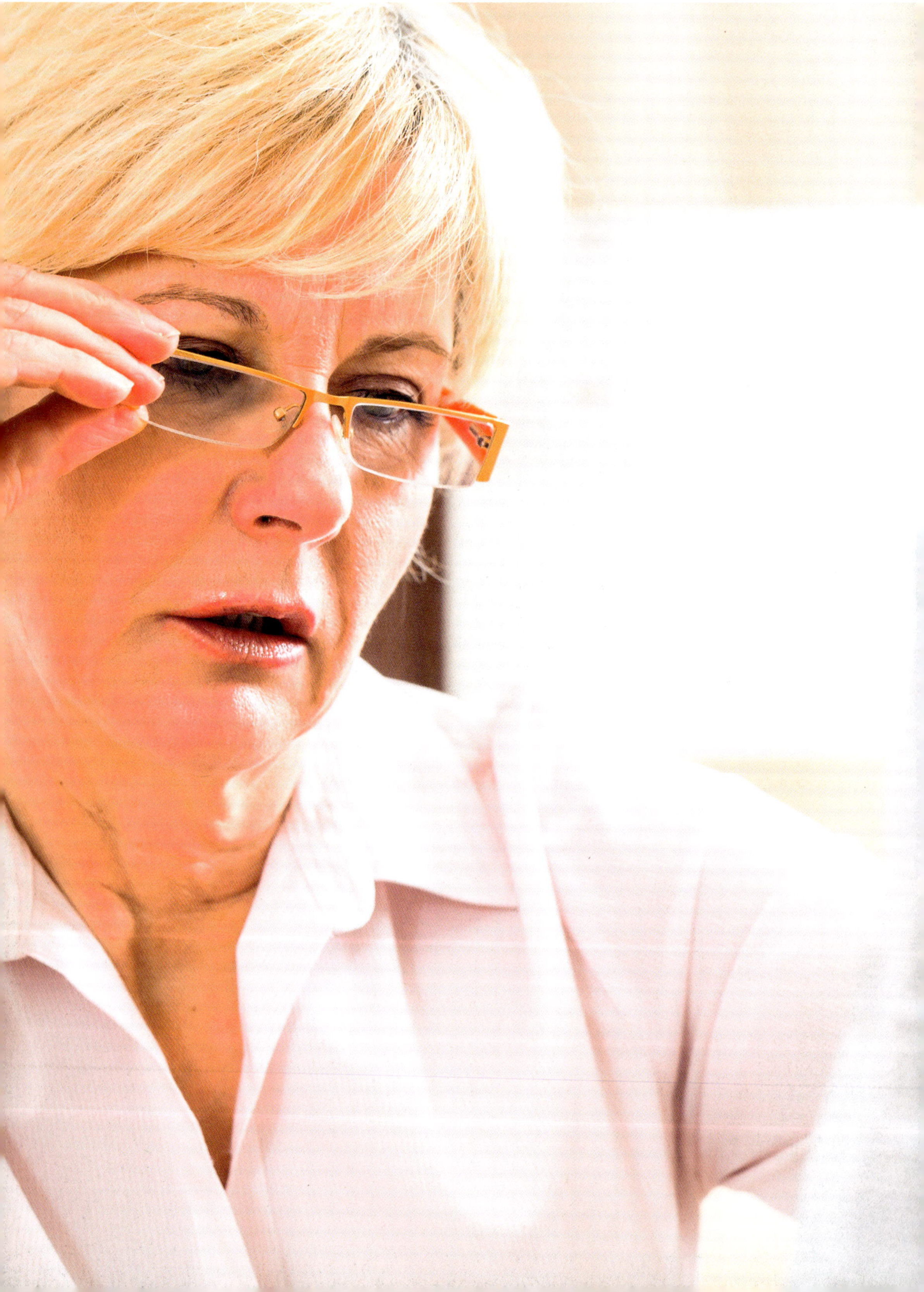

Kapitel 2

Nebenwirkungen und ihre Folgen

Warum ältere Menschen öfter von Arzneimittelnebenwirkungen betroffen sind

Es ist nahezu sicher, dass jedes wirksame Medikament zusätzlich zur Hauptwirkung auch Nebenwirkungen und Wechselwirkungen mit anderen Medikamenten hat. Nebenwirkungen und Wechselwirkungen lassen sich nie vermeiden. Kritisch wird es nicht nur dann, wenn diese spürbar in Erscheinung treten. Betroffene können Nebenwirkungen als zusätzliche Beschwerden wahrnehmen, die im Laufe der medikamentösen Therapie auftreten.

Nebenwirkungen können auf unterschiedliche Weise zustande kommen. Zum einen können sie aus der Hauptwirkung abgeleitet werden, wenn Haupt- und Nebenwirkung den gleichen Wirkmechanismus haben. Dann wirkt das Medikament nicht nur am Zielorgan, sondern gleich an einem oder mehreren weiteren Organen. Ein Beispiel: Das Antibiotikum, das im Dünndarm nicht komplett aufgenommen wird, kann im Dickdarm einen Durchfall verursachen. Andererseits kann es eine unabhängige Zweitwirkung geben, also unabhängig von der Hauptwirkung. Dies betrifft auch lokale Unverträglichkeiten, beispielsweise Magenwandreizungen. Eine Minderdosierung ist in dieser Situation zwecklos, weil dann die erwünschte Hauptwirkung nicht erreicht wird – die Nebenwirkung bleibt in Relation weiter bestehen. Hier können andere Darreichungsformen wie Zäpfchen, Salben oder magensaftresistente Arzneiformen helfen.

Grundsätzlich kann jeder Mensch von Nebenwirkungen betroffen sein. An dieser Stelle soll es insbesondere um die Situation älterer Menschen gehen. Mit dem Älterwerden unterliegt der Körper mit seinen Organen sehr deutlichen Veränderungen. Ich möchte Ihnen in diesem Kapitel einige Organsysteme vorstellen, deren Alterungsprozess für die Verstoffwechselung von Arzneimitteln eine so große Rolle spielt, dass dies beispielsweise Konsequenzen für die Dosierung oder Dosierungsintervalle und für die Auswahl von Arzneimitteln hat. Mit steigendem Alter ist es erforderlich,

Dosierungen von Arzneimitteln zurückzunehmen. Dies gilt grundsätzlich. Nur ganz wenige Arzneimittel bilden unter bestimmten Bedingungen eine Ausnahme.

Organische Veränderungen im Alter

Es handelt sich nicht nur um äußere Veränderungen, auch innere Organe verändern sich beispielsweise aufgrund von Minderdurchblutungen oder physiologischen Alterungsprozessen. Im Wesentlichen dreht es sich um Veränderungen, die die Verträglichkeit von Arzneimitteln im Alter mitbestimmen. Hierauf sollte bei der Anwendung von Arzneimitteln besondere Rücksicht genommen werden. Im Folgenden möchte ich Ihnen einige Veränderungen vorstellen, die bekanntermaßen einen Effekt auf die Arzneimittelwirkungen haben, sodass beispielsweise eine Dosisanpassung bei der Verordnung berücksichtigt werden sollte.

Pharmakodynamik – Wirkung von Arzneimitteln im menschlichen Körper

Die Wirkungen, die Arzneimittel im Körper erzeugen, gehören zu dem Fachbegriff »Pharmakodynamik«. Hier werden Wirkstoffeigenschaften beschrieben, die therapeutische Auswirkungen auf den Erfolg einer Arzneimittelanwendung haben. Dies trifft beispielsweise für Arzneimittel zu, die die Blut-Hirn-Schranke leicht überwinden. Das sind oftmals sogenannte fettlösliche Arzneimittel. Als Beispiel seien die Psychopharmaka genannt, die zwar eine unterschiedliche Fettlöslichkeit haben, aber allesamt hirngängig sind. Jedes hirngängige Arzneimittel kann bei alten Menschen beispielsweise ein Delir auslösen. Dies liegt sicherlich auch daran, dass das Hirn alter Menschen besonders sensibel auf zentralgängige Arzneimittel reagiert. Dieser Aspekt ist gerade bei der Eindosierung von Arzneimitteln zu berücksichtigen.

Auswirkungen auf die Nieren

Ungefähr ab dem 40. Lebensjahr beginnt die Leistungsminderung der glomerulären Filtration der Niere (daran wird die Nierenleistung gemessen) jährlich um 1 Prozent. In den Jahren zwischen 40 und 65 Jahren bemerkt man den Rückgang der Filtrationsleistung in der Regel nicht, sofern nicht noch zusätzliche Erkrankungen hinzukommen. Da sehr viele Arzneimittel über die Nieren den Körper verlassen, ist eine verminderte Nierenleistung ein wichtiger Trigger für unerwünschte Arzneimittelwirkungen. Denn eine verminderte Nierenleistung (Niereninsuffizienz) bedeutet eine Erhöhung der Serumkonzentration derjenigen Arzneimittel, die ansonsten vornehmlich durch die Nieren ausgeschieden werden. Das kommt quasi einer Wirkungsverstärkung gleich.

Aber auch andere häufig verwendete Arzneimittel, die nicht über die Nieren ausgeschieden werden, beispielsweise frei verkäufliche Schmerzmittel wie ASS oder Ibuprofen, können einen Einfluss auf die Nierenfunktion haben. Werden beispielsweise Elektrolyte wie Natrium oder Kalium zurückgehalten, kann dies einen spürbaren Einfluss auf den Blutdruck, die Nieren, die Ödembildung (Ödeme sind Schwellungen aufgrund einer Einlagerung von Flüssigkeiten im Gewebe) oder das Herz-Kreislauf-System haben. Für die Verstoffwechselung von nierenpflichtigen Arzneimitteln, die vornehmlich über den Urin ausgeschieden werden, ist die gute Funktionsfähigkeit der Nieren besonders wichtig. Mit der abnehmenden Leistungsfähigkeit der Nieren steigt der Wirkspiegel dieser Arzneimittel im Blutserum entsprechend an, und zwar derart, dass diese Werte kumulieren und die Nebenwirkungsrate enorm in die Höhe schnellt.

Glücklicherweise gibt es Lösungsansätze, um die Arzneimitteldosis der individuellen Nierenfunktion anzupassen. Dafür benötigt man einen speziellen Laborwert, den der Arzt ermitteln kann. Dieser Wert ist der Serumkreatininwert. Mit dessen Hilfe und diverser weiterer Berechnungshilfen kann man die individuelle Filtrationsleistung der Nieren in etwa schätzen und anschließend für einzelne Arzneimittel die Dosierung oder das Dosierungsintervall berechnen. Die folgenden beispielhaft aufgelisteten Arzneimittel sollten bei einer Niereninsuffizienz in ihrer Dosis reduziert werden: ACE-Hemmer, Aminoglykoside, Betablocker, Beta-Lactam-Antibiotika, Herzglykoside (beispielsweise Digoxin), Lithium, Heparin, Virostatika und Zytostatika. Diese Auflistung ist natürlich nicht vollständig, aber es handelt sich um sehr häufig angewandte Medikamente.

Auswirkungen auf die Leber

Im Laufe des Lebens nimmt die Lebermasse ab und auch der Blutfluss durch die Leber (Leberperfusion) verringert sich – insbesondere bei Patienten mit einer Herzinsuffizienz. Dadurch sinkt die Extraktionskraft der Leber. Diese Extraktionskraft kann gut verstanden werden, wenn man sich eine Kaffeemaschine vorstellt, die die Aromastoffe aus dem Kaffeepulver extrahiert. In ähnlicher Weise kann die Leber Arzneistoffe, die ihr zugeführt werden, extrahieren und die eigentlichen Wirkstoffe aufnehmen und zur Anwendung kommen lassen. Je nach Art der Verstoffwechselung können über die Leber Wirkungsverstärkungen oder Wirkungsminderungen von Medikamenten eintreten, was bei sehr vielen Arzneimitteln der Fall ist. Die Leber stellt für die Verstoffwechslung (Verarbeitung) von Wirkstoffen viele verschiedene Enzyme zur Verfügung, die je nach Wirkstoffeigenschaft eine beschleunigte oder verzögerte Verarbeitung bewerkstelligen. Daraus lassen sich dann Wirkungsverstärkungen oder Wirkungsminderungen herleiten.

Auswirkungen auf die Proteinbindung

Je älter der Mensch wird, desto weniger Eiweiß hat er im Blut. Man nennt diesen Zustand bei starker Ausbildung auch Hypalbuminämie. Das bedeutet für sehr viele Arzneimittel, die an Proteine gebunden werden, dass ausgerechnet der Teil, der für die Wirkung verantwortlich ist, erhöht wird, weil er gerade nicht an Körpereiweiß gebunden ist. In der Folge kommt also nur derjenige Anteil eines Arzneimittels im Körper zur Wirkung, der nicht an Eiweiß, also an das Plasmaalbumin, gebunden ist. Je weniger Plasmaalbumin vorhanden ist, desto größer ist der freie Anteil, der für die Wirkung zur Verfügung steht. Deswegen ist es an dieser Stelle wichtig darauf hinzuweisen, dass die Dosierung von Arzneimitteln mit hoher Eiweißbindung besonders bei älteren Menschen zu prüfen ist.

Die Störung der Blutdruckregulation

Im Alter gibt es eine eingeschränkte oder reduzierte Gefäßregulation. Es verringert sich beispielsweise die Zahl der Betarezeptoren, die einen wichtigen Einfluss auf die Blutdruckregulation haben. Betarezeptoren sind gewissermaßen Stellen zum Andocken für Botenstoffe, ebenso wie für Arzneimittel. Sie befinden sich in unterschiedlichen Körperregionen, insbesondere im Herz-Kreislauf-Bereich und in den Atemwegen. Im Herz-Kreislauf-Bereich wird auch mit ihrer Hilfe der Blutdruck reguliert.

In den überwiegenden Fällen bedeutet die Einschränkung dieses Regulierungsprozesses durch Arzneimittel oft Blutdruckabfall. Aber auch andere Arzneimittelgruppen haben unabhängig von Betarezeptoren einen Einfluss auf den Blutdruck, gerade wenn die nachfolgend genannten Medikamente Bestandteil der Medikation des Patienten sind:

- Antidepressiva
- gefäßerweiternde Antihypertonika (zum Beispiel Kalzium-Antagonisten), Diuretika
- L-Dopa (Antiparkinsonmittel)
- Neuroleptika (zentral dämpfende Wirkung, insbesondere bei Realitätsverlust)
- Nitrate (zum Beispiel bei Angina pectoris)
- Opiate (zum Beispiel zur Schmerzbehandlung)

Das bedeutet, dass bei einer Medikation gegen hohen Blutdruck sehr viele weitere Medikamente zusätzlich den Blutdruck beeinflussen können. Derartige Wirkstoffe werden bei einer Medikations-Risiko-Darstellung markiert, sodass der behandelnde Arzt die Dosierungen oder sogar die gesamte Medikation anpassen kann.

Die Herzinsuffizienz

Eine mangelnde Herzleistung führt zur Minderdurchblutung wichtiger Organe wie Nieren oder Leber. Dies hat zur Folge, dass Arzneimittel nicht in dem üblichen Umfang abgebaut werden. Auch dadurch entstehen erhöhte Konzentrationen der Medikamente im Körper, die unerwünschte Arzneimittelwirkungen begünstigen.

Die Dehydratation

Viele alte Menschen haben schlicht zu wenig oder kein Durstgefühl. Darüber hinaus nimmt das Körperwasser im Alter ab. Diese beiden Umstände reichen aus, um eine erhöhte Arzneimittelkonzentration im Körper aufzubauen und damit Überdosierungserscheinungen hervorzurufen. Deshalb ist es mehr als sinnvoll, wenn ältere Menschen bewusst eine festgelegte Tagesration Wasser zu sich nehmen, allein schon, um die Konzentration von Arzneistoffen im Körper zu senken. Damit steigt auch die Verträglichkeit von Arzneimitteln. Darüber hinaus ist die Zufuhr von Elektrolyten, insbesondere Natrium, über das Trinkwasser essenziell wichtig. Ein Natriummangel kann schnell Symptomatiken einer Demenz hervorrufen oder eine Fallneigung begünstigen.

Paradoxe und adverse Nebenwirkungen

Bei älteren Erwachsenen sind entgegengesetzte (adverse) Nebenwirkungen nichts Außergewöhnliches und können sich als Stürze, Blutunterdruck beim Aufstehen, Delir, Niereninsuffizienz, Magen-Darm-Störungen sowie Hirnblutungen äußern und sie gehören in diesem Zusammenhang zu den häufigsten klinischen Befunden.[23] Die Risiken von adversen Nebenwirkungen steigen mit dem Alter, mit weiteren Erkrankungen, Polymedikation, einer nicht adäquaten Verordnung von Arzneimitteln (PIM = potentially inadequate medication) sowie einer mangelnden Überwachung der Medikation. Adverse Nebenwirkungen sind demnach sehr oft vermeidbar und stellen ebenso vermeidbare Leiden von Patienten dar, die überdies auch finanziell das Gesundheitssystem belasten.

Paradoxe Nebenwirkungen können die Ziele einer medikamentösen Behandlung untergraben, indem beispielsweise Nebenwirkungen zu verzeichnen sind, die unerwartet und widersinnig die Zielvorgabe der Medikation negativ beeinflussen. Die Aufzählung dieser Nebenwirkungen gehört zu den Pflichtangaben in den Fachinformationen, die der Gesetzgeber für jedes Arzneimittel vorschreibt. Ein Beispiel verdeutlicht paradoxe Nebenwirkungen: Ein Neuroleptikum dient der psychiatrischen Ruhigstellung und wird unter anderem bei psychomotorischen Erregungszuständen eingesetzt. Zu den paradoxen Nebenwirkungen gehören hingegen die Depression und die Unruhe. Bei einem Antiepileptikum, das auch als Migränemittel verwendet werden kann (zum Beispiel Topiramat), können sich die paradoxen Nebenwirkungen um ein Vielfaches erweitern und in Form von Reizbarkeit, Aggressivität, unangemessenem Verhalten, Angst sowie Halluzinationen äußern. Hier ist es wichtig, vorsorglich auf die korrekte Dosierung hinzuweisen, die insbesondere bei älteren Menschen aus vielen bereits genannten Gründen angepasst werden muss.

Folgende Arzneimittelgruppen sind für paradoxe Nebenwirkungen anfällig: Neuroleptika (Arzneimittel mit einem zentral dämpfenden Charakter), Analgetika (Schmerzmittel), Protonenpumpenhemmer, Antidepressiva, Cortison, Antidementiva sowie Penicillin und weitere Antibiotika. Die Liste ließe sich noch um einige Arzneimittelgruppen erweitern.[24]

Wie sich Nebenwirkungen feststellen lassen

Insbesondere bei älteren Menschen, die viele Medikamente einnehmen, können sich unerwünschte Arzneimittelwirkungen zeigen. Das oft zitierte Problem der Polypharmazie besteht unter anderem auch darin, dass Nebenwirkungen, die einen additiven Charakter haben, am ehesten spürbar werden, weil viele Medikamente verordnet werden. Diese Nebenwirkungen treffen dann auf die Physiologie und auf eine erhöhte Vulnerabilität (Verwundbarkeit) eines älteren Menschen und treten sehr deutlich zutage. Beispielsweise können im Rahmen eines erhöhten Sturzrisikos arzneimittelbedingte Nebenwirkungen wie Steifheit, Bewegungs- und Gleichgewichtsstörungen, Muskelkrämpfe, Sehstörungen, Halluzinationen, Schwindel, niedriger Blutdruck und niedriger Blutzucker oder Verwirrtheit auftreten. Infolgedessen kommt es recht häufig zu einer Krankenhauseinweisung.[25] Wie die speziellen Risikothemen mit den Beschwerden eines

Patienten und potenziell auslösenden Arzneimitteln zusammenhängen, stelle ich Ihnen auf den folgenden Seiten vor.

Wenn Symptome im Laufe der Therapie auftreten, die der Patient vor der Einnahme der Arzneimittel gar nicht hatte, spricht natürlich vieles dafür, dass sich diese Symptome aus der medikamentösen Therapie ergeben. Informieren Sie Ihren behandelnden Arzt! Viele unspezifische Symptome lassen sich nicht genau auf ein bestimmtes Arzneimittel zurückführen: Da hilft das genaue Hinschauen auf diejenigen Arzneimittel, die die empfundenen Symptome als Nebenwirkung haben (wie aus dem Beipackzettel und der Medikations-Risiko-Darstellung ersichtlich), und auf die Reihenfolge der Verschreibungen. Das zuletzt verordnete Arzneimittel sollte mit dem vorgetragenen Beschwerdebild genauer untersucht werden, eine Indikationsprüfung durch den Arzt erfolgen und, wenn nötig, die Medikation überprüft werden.

Wahrscheinlichkeiten und Arten von Nebenwirkungen

Nebenwirkungen von Arzneimitteln werden in den Beipackzetteln und Fachinformationen auch mit der Wahrscheinlichkeit angegeben, mit der sie eintreten können: »sehr häufig«, »häufig«, »gelegentlich«, »selten«, »sehr selten«, »unbekannt«. Diese Angaben sind für die Zulassung von Medikamenten durchaus sinnvoll und der Gesetzgeber schreibt vor, diese Angaben zur Zulassung eines Arzneimittels zu veröffentlichen. Eine Empfehlung zur Anwendung stellen sie meiner Meinung nach ganz sicher nicht dar. Für Ihre Medikation bedeutet dies: Die Wahrscheinlichkeit von Nebenwirkungen kann man einerseits zur Kenntnis nehmen, andererseits möchte man auf deren Eintreten verzichten, was leider nicht immer möglich ist. Ob Nebenwirkungen eintreten, hängt unter anderem davon ab, wie sehr sich in einer Multimedikation beispielsweise Nebenwirkungen häufen und welchen Charakter die zutreffenden Nebenwirkungen haben. Für betroffene Patienten ist aber nicht die Wahrscheinlichkeit des Eintretens einer Nebenwirkung entscheidend, sondern die Tatsache, ob eine Nebenwirkung tatsächlich eintritt oder nicht. Dies ist dann eine 100-prozentige Information und sie hat keinen Bezug mehr zur Wahrscheinlichkeit. Aus diesem Grund lassen Wahrscheinlichkeitsangaben kein Kalkül zu, ob ein Patient die eine oder andere Nebenwirkung tatsächlich spürt und ob dadurch seine Therapie oder seine Gesundheit gefährdet wird. Hinzu kommen noch unterschiedliche Typen von Nebenwirkungen, die ich Ihnen nun vorstellen möchte:

1. **Dosisabhängige Nebenwirkungen** sind reproduzierbar und können der Dosis entsprechend beeinflusst werden, sodass eine geringere Dosierung diese Nebenwirkungen eher unwahrscheinlicher zutage treten lässt. Allerdings kann dies auch Einfluss auf die Hauptwirkung haben.

2. **Dosisunabhängige Nebenwirkungen** können schon bei geringsten Dosierungen beispielsweise Hypersensitivitäten, wie das bei Allergien der Fall ist, erzeugen.

3. **Dosis- und zeitabhängige Nebenwirkungen** äußern sich bei längerem Gebrauch beispielsweise bei Abführmitteln (der Kaliumspiegel wird gesenkt und es entsteht ein Kaliummangel) oder bei Cortison (Nebennierenrindeninsuffizienz).

4. **Verzögert eintretende Nebenwirkungen** sind oft dosisabhängig und können krebserregende Effekte haben oder in anderen Situationen beispielsweise Bewegungsstörungen im Kopfbereich auslösen.

5. **Entzugssymptome** können kurz nach Absetzen des Arzneimittels auftreten, beispielsweise bei Opiaten oder weiteren Wirkstoffen, die eine Abhängigkeit erzeugen.

6. **Unerwartetes Therapieversagen** durch Wechselwirkungen ist ebenso möglich.

Darüber hinaus haben viele Eigenschaften von Arzneimitteln einen streng additiven Charakter und können deshalb die Verträglichkeit einer Medikation negativ beeinflussen, wie es beispielsweise die anticholinerge Last oder Belastung (ACB = anticholinergic burden) verursacht, auf die ich auf den folgenden Seiten in den Abschnitten »Anticholinerge Nebenwirkungen« und »Additive Nebenwirkungen« genauer eingehen werde.

Weit verbreitete Arten von Nebenwirkungen

Nebenwirkungen können sehr zahlreich sein. Bekannte Nebenwirkungen wie Magenreizungen, Verstopfung oder Durchfall, Hautjucken oder Kopfschmerz betreffen Menschen jeden Alters. Es gibt aber auch Nebenwirkungen, die besonders im Alter in Verbindung mit Polymedikation auffällig sind und zu erkennbaren und gravierenden Beschwerden führen können.

In den folgenden Abschnitten gehe ich auf vier charakteristische Nebenwirkungsarten ein, die für ältere Patienten einen besonderen Einfluss auf die Medikationsverträglichkeit haben. Die Zuordnung von Beschwerden ist mit dieser Charakterisierung eher möglich und somit sind auch Hinweise zu den potenziell auslösenden Arzneimitteln zu beobachten. Diese können dann in einer Medikationsanalyse dargestellt werden. Auf diese Medikations-Risiko-Darstellungen gehe ich in Kapitel 3 anhand ausgewählter Beispiele gesondert ein.

1. Anticholinerge Nebenwirkungen

Acetylcholin ist ein Botenstoff des Nervensystems, der viele Funktionen im Körper hat und insbesondere für die Gedächtnisleistung mitverantwortlich ist. Im peripheren Bereich hat Acetylcholin Einfluss auf die Herztätigkeit wie Blutdruck, Rhythmus oder Pulsfrequenz. Im Magen-Darm-Bereich beeinflusst Acetylcholin die Darmperistaltik, die man auch als Darmmotorik bezeichnen kann, bis hin zur Verstopfung. Schließlich wird auch die Blasenentleerung durch diesen Botenstoff gesteuert. In der Tabelle auf Seite 44 finden Sie die Wirkungen im Überblick.

Zentrale anticholinerge Wirkung	Periphere anticholinerge Wirkung
Orientierungsschwäche	große Pupillen
Gedächtnisstörungen	verstopfte Nase
demenzielle Symptome	trockener Mund
Kognitionsstörungen	warme trockene Haut
	Tachykardie (Puls > 100 Schläge pro Minute)
	hoher Blutdruck
Verwirrtheit	Arrhythmie (unregelmäßiger Herzschlag)
	verlangsamte Darmtätigkeit bis hin zur Verstopfung
	Blase: Harnverhalt (Behinderung beziehungsweise Unmöglichkeit der Blasenentleerung)

Wenn dieser Botenstoff aus medikamentösen oder aus Krankheitsgründen in nicht ausreichender Menge vorhanden ist, spricht man von anticholinerger Belastung. Alzheimer-Patienten beispielsweise haben in der erkennbaren Ausprägung ihrer Erkrankung zu wenig Acetylcholin und können daher auffällige Aufgaben des täglichen Lebens (im Medizin- und Pflegebereich als ADL abgekürzt) nicht mehr ausreichend bewältigen.

Cholinerg oder anticholinerg?

In diesem Zusammenhang ist es wichtig zu wissen, dass zur Behandlung einer Alzheimerdemenz sogenannte Cholinesterasehemmer verwendet werden, um mehr Acetylcholin bereitzustellen. Sie haben somit eine cholinerge Aufgabe. Medikamente mit anticholinergem Charakter leisten genau das Gegenteil.

Zur anticholinergen Wirkung gehören beispielsweise auch Desorientierung und die Unfähigkeit, die Blasenfunktion zu steuern. Eine demenzielle Inkontinenz ist aufgrund des Mangels an Acetylcholin eine charakteristische Begleiterscheinung einer ausgeprägten Alzheimerdemenz. Andererseits ist eine medikamentös induzierte Tröpfelinkontinenz ebenfalls auf einen Acetylcholin-Mangel zurückzuführen, der aber – anders als bei der organisch entwickelten Demenz – umkehrbar ist, wenn die auslösenden Medikamente besser kontrolliert, das heißt reduziert oder abgesetzt werden. Wenn Arzneimittel der Grund dafür sind, dass zu wenig Acetylcholin im Körper vorhanden ist, können weitere Symptome auftauchen, die denen der Demenz ähnlich oder von dieser nur schwer zu unterscheiden sind. Das ist der Grund, warum in einer Medikations-Risiko-Darstellung die anticholinergen Belastungen als Zahlen (Score) angezeigt werden. Anticholinerge Belastungen unterschiedlicher Medikamente verhalten sich streng additiv. Wissenschaftler haben die Reaktionskraft dieser Arzneimittel in vier Stärkegruppen eingeteilt: 0, 1, 2 und 3. Die anticholinerge Gesamtstärke sollte in einer Medikation mittel- und langfristig streng kontrolliert werden, was aber in der Praxis, insbesondere bei polypharmazierten Patienten, häufig nicht der Fall ist.[26] Wissenschaftler fordern immer wieder dazu auf, sich der Problematik hinsichtlich der anticholinergen Belastungen in Medikationen bewusst zu werden und diese stets zu überprüfen.[27] In der täglichen Praxis werden die Aufrufe der Wissenschaftler offenbar nicht ausreichend zur Kenntnis genommen, wahrscheinlich weil der erforderliche Aufwand den ärztlichen Ablauf in der Sprechstunde stören könnte. Zu wenig Ärzte fühlen sich aufgefordert, im Sinne der Minderung von offensichtlichen und leicht feststellbaren Medikationsrisiken zu handeln. Den unmittelbaren Nutzen hätten Patienten, Ärzte, Krankenkassen, aber auch die Gesundheitspolitik.

2. Additive Nebenwirkungen

Additive Nebenwirkungen werden in aller Regel in den Beipackzetteln nicht als solche markiert, da der Hersteller nicht wissen kann, mit welchen weiteren Arzneimitteln der Patient noch behandelt wird. Natürlich gibt es sehr streng additive Nebenwirkungen wie beispielsweise die zuvor erwähnten anticholinergen Wirkungen. Hiervon sind sehr viele Arzneimittel betroffen, und zwar in unterschiedlicher Stärke. Die zuvor schon erwähnte Einteilung der anticholinergen Kraft in 0, 1, 2 und 3 drückt das Nebenwirkungspotenzial aus. Die anticholinerge Gesamtstärke 3 sollte in einer Medikation mittel- und langfristig nicht überschritten werden, weil dann das Sterberisiko bei über 65-Jährigen um circa ein Viertel erhöht ist. In der Praxis, insbesondere bei polypharmazierten Patienten, ist das aber häufig der Fall.[28]

Als ein Beispiel von unendlich vielen Arzneimittelkombinationen seien Diphenhydramin (Sedativum, ACB = 3) und Tramadol (Schmerzmittel, ACB = 2) erwähnt, die recht häufig verordnet oder auch als freiverkäufliche Arzneimittel eingenommen werden. Deren anticholinerge Gesamtstärke hat den Score 5 und belastet den Körper zentral und peripher bei dauerhafter Einnahme.

In einer Polymedikation können selbstredend mehrere gleichartige Nebenwirkungen unterschiedlicher Arzneimittel vorhanden sein und es ist ratsam, diese im Beschwerdefall alle zu kennen. Dies ist aber unter normalen Bedingungen in der Arztpraxis und der Apotheke nur selten möglich. Allenfalls erhält man eine mündliche Auskunft, die in aller Regel aber nicht belastbar ist und keine ausreichende Verbindlichkeit darstellt. In diesen Fällen wird dann von Einzelsubstanzen berichtet und der additive Charakter aller infrage kommenden Wirkstoffe wird nicht erkennbar, insbesondere, wenn die Beratung auf Zuruf erfolgt und keine schriftliche Analyse vorliegt.

3. Nebenwirkungen auf die Nieren

Die physiologische Nierenleistung lässt im Laufe des Lebens natürlicherweise nach. Ab einem Alter von circa 40 Jahren nimmt die Filtrationsleistung der Nieren um jährlich circa 1 Prozent ab. Ein 80-Jähriger verfügt beispielsweise über eine geschätzte Filtrationsleistung seiner Nieren von circa 60 Prozent. Die Einnahme von bestimmten Medikamenten kann diese Leistungsabnahme mit hoher Wahrscheinlichkeit auf Dauer beschleunigen. Die Anzahl an Arzneimitteln, die über die Nieren verstoffwechselt werden, ist wirklich bedeutend. Prinzipiell kann der Mensch je nach Vorbelastung eine gewisse Anzahl an nierenbelastenden Wirkstoffen ertragen – es dürfen nur nicht zu viele werden. Welche Arzneimittel in welchem Maß über die Nieren abgebaut werden, kann der Arzt am sogenannten Q0-Wert des Wirkstoffes ablesen. Dieser Wert gibt recht gut Auskunft über das Maß der Verstoffwechselung eines Medikaments durch die Nieren. Beispielsweise bedeutet Q0 = 1,0, dass der Wirkstoff komplett über die Leber ausgeschieden wird, und Q0 = 0,1 bedeutet, dass fast die gesamte Substanz über die Nieren ausgeschieden wird. Diese Werte sind für Ärzte direkt zugänglich und werden bei Bedarf auch in meiner Medikations-Risiko-Darstellung wiedergegeben. Je mehr Arzneimittel mit einem niedrigen Q0-Wert eingenommen werden, desto höher ist das Risiko einer zusätzlichen Nierenbelastung. Darüber hinaus gibt es natürlich auch andere Medikamente, die die Nieren belasten können, beispielsweise durch einen erhöhten Kaliumspiegel oder durch Förderung einer Hypercholesterinämie (erhöhtes Cholesterin im Blut)

Eine über Jahre andauernde Polymedikation mit mehreren Wirkstoffen, die die Nieren belasten, kann also die Filtrationsleistung der Nieren immer mehr reduzieren. Bei Patienten mit einer Niereninsuffizienz sollte die Medikation nicht mehr als zwei dieser die Nieren belastenden Arzneimittel beinhalten. Es ist daher sehr sinnvoll, hierüber vom behandelnden Arzt informiert zu werden und gegebenenfalls eine Dosisanpassung oder eine Medikationsanpassung prüfen zu lassen. In der folgenden Tabelle sind die Stadien der geschätzten glomerulären Filtrationsrate (eGFR = estimated Glomerular Filtration Rate) als Merkmal einer Niereninsuffizienz angegeben.

Stadium	Filtrationsrate (ml/Min.) pro 1,73 m^2 Körperoberfläche	Beschreibung der Niereninsuffizienz
1	> 89	normale Nierenfunktion
2	60–89	milde Funktionseinschränkung
3	30–59	moderate Funktionseinschränkung
4	15–29	schwere Funktionseinschränkung
5	< 15	chronisches Nierenversagen/ Dialysepflicht

Ob ein Medikament nierenschädigend ist, ist auch von dem momentanen Zustand der Nierenleistung abhängig. Beispielsweise ist ASS 100 mg zur Verbesserung der Fließfähigkeit des Blutes (umgangssprachlich »Blutverdünnung«) in der Regel gut verträglich. Ist aber die Nierenleistung bereits auf unter 90 Milliliter pro Minute abgesunken, ist die Verordnung nur unter besonderer Vorsicht zu tätigen. Kontraindiziert ist ASS 100 mg bei einer schweren Niereninsuffizienz, wie in der vorherigen Tabelle dargestellt. Je nach Wirkstoff lassen sich die Dosierungen entsprechend dem Leistungszustand der Nieren aus den Fachinformationen, die dem Arzt zur Verfügung stehen, herauslesen.

Insgesamt gibt es aus medizinischer Sicht viele differenzierte Belastungen der Nieren durch Arzneimittel. Das Hauptaugenmerk eines Patienten oder pflegenden Angehörigen sollte zum einen darauf gerichtet sein, vom behandelnden Arzt oder Apotheker zu erfahren, ob bei einer vorliegenden Niereninsuffizienz mehr als zwei nierenschädliche Arzneimittel vorliegen, und zum anderen, ob eine Hyperkaliämie (Nierenbelastung durch zu viel Kalium) durch die angewandten Arzneimittel vorhanden ist.

Sobald hier eine eindeutige Klarheit herrscht, ist die Gefahr von Medikationsrisiken vorhanden und die Medikation sollte ärztlicherseits überprüft werden.

4. Einflüsse von Arzneimitteln bei einer Natriummangelerscheinung

Wenn die Ernährung bei älteren multimorbiden Patienten zu wenig Natrium enthält, beispielsweise das Mineralwasser natriumarm ist, kann sich eine Elektrolytverschiebung durch Arzneimittel nachteilig auswirken. Sollte sich dann ein zu niedriger Natriumspiegel im Blut einstellen, können die Folgen schwerwiegend sein: Muskelschwäche, niedriger Blutdruck, Kognitionseinbußen, Gangunsicherheit, Fallneigung, Appetitverlust. Bei über 121 Wirkstoffen und Wirkstoffkombinationen ist der zu niedrige Natriumspiegel als Nebenwirkung angegeben und kann die Folgen einer na-

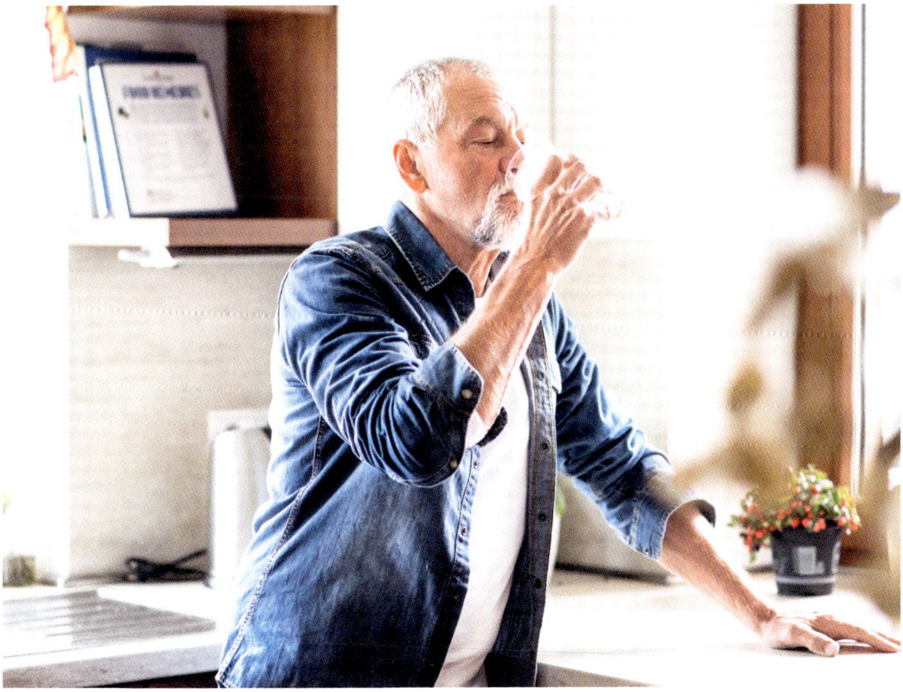

Neben einer natriumhaltigen Ernährung sollte zusätzlich natriumhaltiges Wasser getrunken werden, um einer Elektrolytverschiebung im Blut entgegenzuwirken.

triumarmen Ernährung verstärken. Daraus folgt: Mit der Nahrung sollte genügend Natrium aufgenommen werden und täglich natriumhaltiges Mineralwasser getrunken werden.

Lassen Sie sich nicht in die Irre leiten, wenn Mineralwässer als natriumarm dargestellt werden. Für ältere Menschen ist das wirklich ungesund. Bedenken Sie: Einstmals stammte auch der Mensch aus dem Meer und ist deswegen an Natrium aus dem Meerwasser gewöhnt. Es muss ja nicht die hohe Konzentration des Meerwassers sein, die wir benötigen, dennoch ist es unmöglich, ohne Natrium beispielsweise als Bestandteil des Kochsalzes zu leben. Der verträgliche Mittelweg ist eben das Optimum. Dieses Optimum kann bei polypharmazierten Patienten durch eine Elektrolytverschiebung aufgrund vieler Medikamente gefährdet sein. Eine Natriummangelernährung würde diesen Zustand zusätzlich verschlechtern. Gerade bei Patienten, die schon im Kognitionsbereich gefährdet sind, ist es ratsam, auf eine ausreichende Natriumzufuhr zu achten. Viel trinken ist gut, aber das Wasser sollte eben gut mineralisiert sein. Diese Informationen zur Hyponatriämie halte ich deswegen für angebracht, weil hier eine andere Art von Wechselwirkung angesprochen wird, nämlich eine Wechselwirkung zwischen Arzneimitteln und Lebensmitteln. Wechselwirkungen zwischen Nahrung und Arzneimittel bergen durchaus ein gewisses Risikopotenzial. In diesem Fall besteht die Problematik darin, dass eben kein

Vorsicht im Umgang mit Salzersatzstoffen!

Der Salzgeschmack beim Kochsalz kommt übrigens nicht vom Natrium, sondern vom Chlorid – als Salz der Salzsäure. Wenn Nahrung salzig schmeckt, dann immer wegen eines höheren Anteils an Chlorid, nicht wegen des Natriums. An dieser Stelle eine Warnung vor »Salzersatzstoffen«: Hier wird Natrium durch Kalium ersetzt, der Chloridanteil bleibt in der Regel gleich. Zunächst wird nicht ausreichend Natrium zugeführt und zusätzlich erhöht das addierte Kalium die Gefahr von Nierenschädigungen durch einen erhöhten Kaliumspiegel im Blut.

Risiko dargestellt werden kann, wenn es sich um einen ernährungsbedingten Natriummangel handelt. Eine Datenbank kann zwar die Nebenwirkung »Natriummangel« in einer Medikation berücksichtigen, nicht aber den momentanen Ernährungsstatus hinsichtlich des Natriumgehalts der betroffenen Person. Aus diesem Grund empfehle ich eine ausgewogene Ernährung mit einem genaueren Blick auf die Natriumaufnahme. Letztere ist von mehreren Faktoren abhängig – nicht nur von der Kochsalzaufnahme. Natrium befindet sich auch in anderen Lebensmitteln, ohne dass es salzig schmecken muss. Eine sehr wichtige Aufnahme von Natrium geschieht eben auch durch Mineralwasser.

Wechselwirkungen von Medikamenten im menschlichen Körper

Das Thema Wechselwirkungen ist umso umfangreicher, je höher die Zahl der beteiligten Medikamente ist. Wechselwirkungen haben eine tatsächlich große Bedeutung, wenn es um Medikationsrisiken und deren Erkennung sowie Vermeidung bei polypharmazierten Patienten geht. Wechselwirkungen, auch Interaktionen genannt, betreffen entweder das Zusammenspiel von Medikamenten und Körper oder die Einflussnahme von Medikamenten untereinander sowie Einflüsse von Nahrungsmitteln auf Medikamente.

Wechselwirkungen von Arzneimitteln untereinander, aber auch Wechselwirkungen von Arzneimitteln mit Erkrankungen des Körpers, gestalten sich in der Erkennung und Bewertung zunächst aufwendig. Die Theorie dazu ist ebenso umfangreich und muss selbstredend von Fachleuten verstanden werden. In der Praxis aber sollte es darauf ankommen, Wechselwirkungen kurz und bündig inklusive einer stichwortartigen Begründung darzustellen. Hinzu kommen noch die unterschiedlichen Schweregrade von Wechselwirkungen, die in den gesetzlich zugelassenen Fachinformationen wiedergegeben werden. Der behandelnde Arzt hat hier zusätzlich die Aufgabe, die unterschiedlichen Schweregrade für seine Patienten individuell zu bewerten. Hier einige Beispiele zur Bewertung von Wechselwirkungen, wenn diese durch mehrere Medikamente entstehen:

- Kontraindikation
- Verstärkung der Hauptwirkung
- Verstärkung der Nebenwirkungen
- Minderung der Hauptwirkung
- Antagonisierung der Hauptwirkung (Wirkungslosigkeit eines der beteiligten Wirkstoffe)
- Dosierungsanpassung prüfen
- Vorsicht bei älteren Patienten
- Hohes Risiko, Arzt informieren
- Kombination wird nicht empfohlen
- Vermeidungen
- Maskierung (Verdeckung) von Nebenwirkungen
- Sicherheitsprofil überprüfen
- Zeitlicher Abstand zur Einnahme eines anderen Arzneimittels erforderlich
- Nierenbelastung durch Wechselwirkung

Diese und weitere Wechselwirkungen werden in den Risikodarstellungen, die ich im Auftrag von Patienten, Ärzten, Krankenkassen und pflegenden Angehörigen durchführe, berücksichtigt und schriftlich mit einer zutreffenden Begründung ausgehändigt. Dieses komplexe Geschehen aus dem Stegreif zu zitieren, halten viele Fachleute für schlicht unmöglich.[29]

Darstellung von Wechselwirkungen

Mit den beiden folgenden Charts möchte ich Ihnen zwei Beispiele für die Darstellung von Wechselwirkungen zeigen: Sie sehen jeweils einen Auszug aus einer vorliegenden Polymedikation. Das Bezugsmedikament wird mit Interaktionspartnern aus der gleichen Medikation abgeglichen. Die Wechselwirkungsqualität (links) und die Kurzbegründung (rechts) sind in der jeweiligen Zeile dargestellt.

Im ersten Chart auf der folgenden Seite werden am Beispiel von Alprazolam, einem Antidepressivum, die Wechselwirkungen mit einigen Muskelrelaxanzien, die der Erschlaffung von Muskeln dienen, wie Baclofen,

Die genauen und vollständigen Texte zu Wechselwirkungen entnehmen Sie bitte dem Beipackzettel oder der Fachinformation (SmPC)

Alprazolam

Wechselwirkungsqualität	Interaktionspartner	Begründung
Wirkungsverstärkung	Orphenadrin(citrat)	Verstärkte Wirkung der Muskelrelaxanzien möglich.
Wirkungsverstärkung	Baclofen	Verstärkte Wirkung der Muskelrelaxanzien möglich.
Wirkungsverstärkung	Tizanidin	Verstärkte Wirkung der Muskelrelaxanzien möglich.
Wirkungsverstärkung	Tolperison	Verstärkte Wirkung der Muskelrelaxanzien möglich.
Sicherheitsprofil überprüfen	Clonazepam	cave: zentraldämpfende Arzneimittel in Kombination mit Alprazolam.
Sicherheitsprofil überprüfen	Diazepam	cave: zentraldämpfende Arzneimittel in Kombination mit Alprazolam.
Sicherheitsprofil überprüfen	Lorazepam	cave: zentraldämpfende Arzneimittel in Kombination mit Alprazolam.
Sicherheitsprofil überprüfen	Clobazam	cave: zentraldämpfende Arzneimittel in Kombination mit Alprazolam.
Sicherheitsprofil überprüfen	Hydroxyzin	cave: zentraldämpfende Arzneimittel in Kombination mit Alprazolam.

Tizanidin und Tolperison dargestellt. Der Kurzkommentar stellt jeweils eine Wirkungsverstärkung fest. Dies schlägt sich in der Wechselwirkungsqualität nieder. Im weiteren Verlauf der Wechselwirkungsdarstellung werden einige zentral dämpfende Wirkstoffe aufgeführt, deren zeitgleiche Anwendung mit Alprazolam eine Empfehlung zur Sicherheitsüberprüfung an den behandelnden Arzt gibt.

Im zweiten Chart auf Seite 54 zeigen die Interaktionen von Candesartan, einem Mittel gegen hohen Blutdruck, in Kombination mit dem Betablocker Bisoprolol und Amlodipin, ebenfalls ein Mittel gegen hohen Blutdruck, weitere Wechselwirkungen. Bei diesen Kombinationen wird die blutdrucksenkende Wirkung verstärkt. Bei Citalopram, einem Antidepressivum, ergibt sich eine Gegenanzeige mit Pregabalin, einem Antiepileptikum, das aber auch gegen Schmerzen eingesetzt werden kann. Der Grund für die genannte Gegenanzeige liegt in einer Verlängerung der QT-Zeit. Die QT-Zeit ist ein markanter Abschnitt im Elektrokardiogramm (EKG).

In der Praxis gestalten sich die Wechselwirkungsaussagen grundsätzlich im Kontext des zu behandelnden Patienten. Das heißt Alter, Geschlecht, Vorerkrankungen und Erbfaktoren sind vom behandelnden Arzt natür-

Die genauen und vollständigen Texte zu Wechselwirkungen entnehmen Sie bitte dem Beipackzettel oder der Fachinformation (SmPC)

Candesartan

Wechselwirkungsqualität	Interaktionspartner	Begründung
Wirkungsverstärkung	Bisoprolol	verstärkt die Wirkung von Candesartan
Wirkungsverstärkung	Amlodipin	verstärkt die Wirkung von Candesartan

Citalopram

Wechselwirkungsqualität	Interaktionspartner	Begründung
Kontraindikation	Pregabalin	QT-Zeit verlängernde AM sind zusammen mit Citalopram kontraindiziert.
verstärkte UAW	Rivaroxaban	Vorsicht bei Wirkstoffen, die das Blutgerinnungsrisiko erhöhen können.
Vorsicht bei älteren Patienten	Metamizol-Natrium	Vorsicht bei gleichzeitiger Anwendung von Arzneimitteln, die die Krampfschwelle herabsetzen können.
Vorsicht bei älteren Patienten	Pregabalin	Vorsicht bei gleichzeitiger Anwendung von Arzneimitteln, die die Krampfschwelle herabsetzen können.

Metamizol-Natrium

Wechselwirkungsqualität	Interaktionspartner	Begründung
Engmaschige Überwachung	Rivaroxaban	mögl.Wechselwirkungen wie bei Pyrazolonen (Propyphenazon, Phenazon).

Omeprazol

Wechselwirkungsqualität	Interaktionspartner	Begründung
Wirkungsverstärkung	Citalopram	Systemische Exposition von CYP 2C19 Metabolisierern kann erhöht sein!

lich zu berücksichtigen. Aus dieser Darstellung ist für den Arzt schnell erkennbar, ob und wenn ja, welche Interaktionsrisiken in der Medikation bestehen. So kann er eventuell eine Optimierung vornehmen. In meinen Medikations-Risiko-Darstellungen haben die Wechselwirkungen folgende Bedeutung:

- Wechselwirkungen werden in den Medikationsrisikodarstellungen als Fakt aus den Fachinformationen dargestellt.
- Der Blick auf die Nebenwirkungen bleibt entscheidend. Nebenwirkungen sind auch Folge von Wechselwirkungen.
- Die Intensität von Neben- und Wechselwirkungen ist auch altersabhängig. Weitere Abhängigkeiten sind Vorerkrankungen und gegebenenfalls Erbfaktoren.

- Die Patientenangabe über Beschwerden wird in der Medikations-Risiko-Darstellung (100-Prozent-Meldung) mit den potenziell auslösenden Medikamenten abgeglichen.
- Durch Wechselwirkungen können Nebenwirkungen sehr viel deutlicher zur Geltung kommen. Dazu wurde die Wertung von Wechselwirkungen aus den gesetzlich zugelassenen Fachinformationen übernommen.

Eine unreflektierte Einnahme einer Medikation sollte unterbleiben, also kein »Nimm und iss«, denn auch Wechselwirkungen sind ganz individuell einer Risikoabschätzung durch den Arzt zu unterziehen, zum Beispiel nachdem er über die Risikolage informiert wurde. Es gibt keine fertige und allgemeingültige Wechselwirkungsinformation mit den Ausnahmen von beispielsweise »Kontraindikation« (Seite 23) oder »Vorsicht bei älteren Patienten« (Seite 54). Jeder Arzt wird die Risikolage selbst beurteilen müssen. Wichtig ist, dass über Medikationsrisiken gesprochen wird.

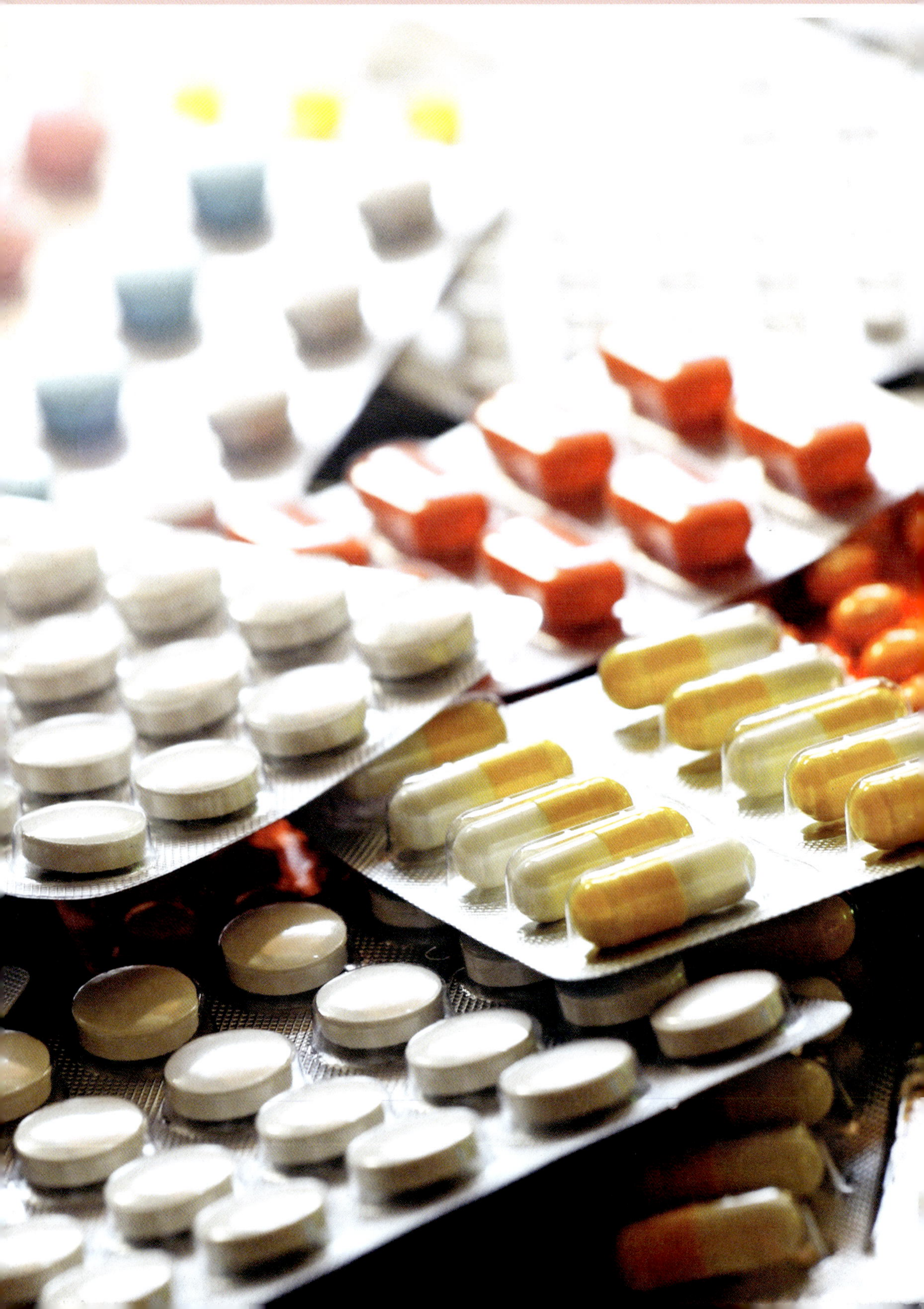

Kapitel 3

Häufige Risikothemen unter die Lupe genommen

Lösungsansätze durch die Medikations-Risiko-Darstellung

In diesem Kapitel habe ich Lösungsansätze für häufige Medikationsrisiken in bekannten Indikationen zusammengestellt. Mit den aufgeführten Beschwerdelisten und den Arzneimittelgruppen, die diese Beschwerden als Nebenwirkungen in ihren Fachinformationen führen, werden die jeweiligen Medikations-Risiko-Darstellungen erzeugt. Diese geben eine direkte Auskunft darüber, welche Arzneimittel aus der Medikation wie häufig und wie intensiv als Auslöser für genannte Beschwerden infrage kommen. Die angeführten Beispiele geben nur einen Ausschnitt der Beschwerden bei älteren Menschen wieder.

Demenz und Scheindemenz

Die Entwicklung einer Demenz verläuft in der Regel langsam und entwickelt sich über Jahre. Sie wird begleitet von demenziellen Symptomen wie Desorientierung, Kognitionsverlust, unwillkürlichem Harnverlust oder der Unfähigkeit, die Blase kontrolliert zu entleeren (Miktionsstörungen) sowie Herz-Kreislauf-Problemen (hoher Puls, Arrhythmie, erhöhter Blutdruck). Die Aufgaben des täglichen Lebens können immer weniger selbst bewältigt werden. Bei einer echten Demenz sind diese Symptome von organischem Ursprung. Gleichzeitig sollte man aber auch berücksichtigen, dass sehr viele demenzielle Erscheinungen dem Nebenwirkungsspektrum vieler Arzneimittel entsprechen, insbesondere, wenn diese dem anticholinergen Formenkreis zuzuordnen sind. Von der Scheindemenz sind ganz wesentlich alte und ältere Menschen betroffen, die mehr als vier bis sechs Medikamente täglich einnehmen. Die Gründe zur Multimedikation sind vielfältig, sie sollten jedoch auch nachvollziehbar sein.

Fatal ist, dass bei multimedizierten Patienten immer mehr Wirkstoffe eingesetzt werden, die bei Dauergebrauch demenzielle Symptome erzeugen können, ohne dass eine organische Ursache vorliegt. In einer Veröffentlichung zur Polypharmazie im *Deutschen Ärzteblatt* weist Hans Vogt[30] unmissverständlich darauf hin, dass es zwischen Polypharmazie und Demenz einen unmittelbaren Zusammenhang gibt. Dass dieses Risiko eingedämmt werden muss, ist natürlich eine Aufgabe der behandelnden Ärzte.

Es können die intensiven und zwingenden Nebenwirkungen von zu vielen Medikamenten sein, die den Körper schließlich überfordern. Als Folge treten diese Nebenwirkungen offen zutage. Diese arzneimittelinduzierten Scheindemenzen (Pseudodemenzen) können eine fatale Folge der Multimedikation sein, wenn diese unter anderem einen sehr starken anticholinergen Charakter hat. Beispiele für den anticholinergen Charakter sind Desorientierung, Benommenheit, Kognitionsschwäche, aber auch kardiologische Belastungen wie ein zu schnell schlagendes Herz, Rhythmusstörungen und hoher Blutdruck. Des Weiteren können sich eine warme trockene Haut, Verstopfung und Harnverhalt, der dann möglicherweise als Harninkontinenz wahrgenommen wird, einstellen.

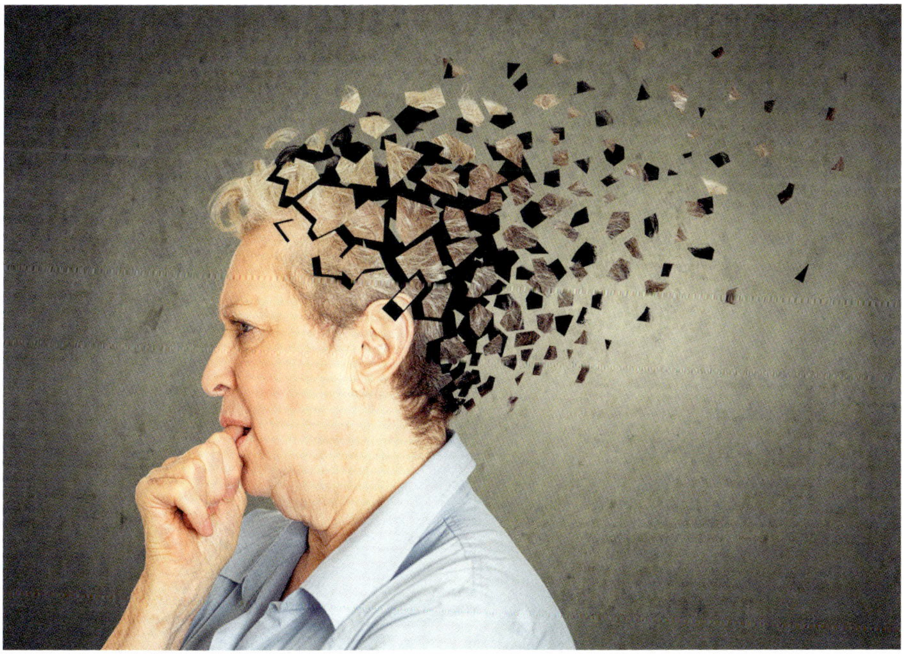

Bei Frauen über 65 Jahren ist die Wahrscheinlichkeit, durch eine Polymedikation an Demenz zu erkranken, erhöht, wenn zugleich Hormone verordnet werden.

Erscheinungsbild	Demenz	Delir
Entwicklung	schleichend über Monate und Jahre	akut, häufig nachts, in Stunden bis Tagen
Orientierungsfähigkeit	häufig eingeschränkt, zunächst vor allem zeitlich, dann auf die Orientierungsfähigkeit übergehend	vor allem zeitliche Desorientierung
Sprache	Verarmung, zunehmende Wortfindungsstörungen, im späteren Stadium Einwortsätze bis hin zum Verstummen	häufig gesteigerter Redefluss (hyperaktives Delir) oder stark reduzierter Redefluss (stilles Delir), unzusammenhängend
Wahn, Halluzination, Illusion	eher selten	häufig visuelle und auditive Formen
Psychomotorik	meist unauffällig oder für die Person im üblichen Rahmen/anlassbezogen	ruhelos bis gehetzt wirkend (hyperaktiv) oder antriebsarm (hypoaktiv)
Körperliche Symptome	meist unauffällig	vegetative Symptome wie Schweißneigung, Herzklopfen oder Zittern
Bewusstsein	unauffällig	eingeschränkt/getrübt

Natürlich können die bereits erwähnten Nebenwirkungen unabhängig vom anticholinergen Charakter auch von anderen Medikamenten ausgelöst werden. Anticholinerge Nebenwirkungen haben insgesamt einen streng additiven Charakter und müssen daher den beteiligten Medikamenten einer Medikation insgesamt zugeordnet werden. Das Erscheinungsbild einer Demenz könnte auch mit einem Delir verwechselt werden. Deshalb bedarf es grundsätzlich der ärztlichen Diagnose zur Feststellung einer Demenz oder eines Delirs. In der folgenden Tabelle sind einige Erscheinungsmerkmale aufgeführt, die eine Demenz von einem Delir unterscheiden.

Folgende Beobachtungen können zur Abgrenzung einer Demenz zum Delir nützlich sein:

Delir

- Das Delir beginnt meist plötzlich und unerwartet.
- Symptome des Delirs können im Tagesverlauf stark schwanken und sind in der Regel nachts schlimmer.
- Häufig findet man eine Umkehr des Tag-Nacht-Rhythmus.
- Ein Delir dauert Stunden, Tage oder auch Wochen, in der Regel meist nicht länger.

Demenz

- Der Verwirrtheitszustand bei Demenz entwickelt sich langsam.
- Der Zustand entwickelt sich zu einem dauerhaften, fortschreitenden Vorgang.

Eine Scheindemenz kann die gleichen Symptome wie eine organisch entstandene Demenz erzeugen, jedoch sind die Ursachen auch im medikamentösen Bereich zu suchen und gerade bei Polymedikation dort oft zu finden. Ein wesentlicher Aspekt sind verordnete Hormone bei Frauen über 65 Jahren und das gesamte Spektrum der Arzneimittel mit anticholinergem Charakter sowie einige Magenmittel inklusive Protonenpumpenhemmer.

Zusammenfassend lässt sich festhalten, dass die Offenlegung von Medikationsrisiken bedeutet, den Zusammenhang herzustellen zwischen den indikationsgebundenen und beschwerdebezogenen Medikationsrisiken mit den potenziell auslösenden Wirkstoffen. Das Risikopotenzial durch Wechselwirkungen von Arzneimitteln sollte übersichtlich und sortiert aufgeführt werden.

Mit beiden Analyseschritten für Nebenwirkungen und Wechselwirkungen erhalten Sie für das nächste Arztgespräch detaillierte Informationen zur Medikationsanpassung, um die Verträglichkeit Ihrer Medikation vom Arzt optimieren zu lassen.

Leistungsumfang einer Medikations-Risiko-Darstellung bei einer medikamentös induzierten Demenz

Zum Thema Demenz werden folgende Nebenwirkungen und die dazugehörigen Beschwerden analysiert.

Nebenwirkungen und Beschwerden mit anticholinergem Charakter	• Benommenheit • Unruhe, Agitiertheit • Konzentrationsstörung • Desorientierung • Sehstörung • Arrhythmie • Tachykardie • Mundtrockenheit • Verstopfung • Tröpfelinkontinenz, Überlaufinkontinenz
Nebenwirkungen bezüglich des zentralen Nervensystems	• Persönlichkeitsveränderung • unangemessenes Verhalten • Schlafstörung • zentrale Dämpfung • verminderte Gedächtnisleistung • Verwirrtheit • erniedrigte Krampfschwelle

Essenzielle Nebenwirkungen und Eigenschaften (ohne unmittelbare Beschreibung durch den Patienten)	• anticholinerge Last (ACB-Score) • potenziell demenzfördernde Eigenschaft • nicht bei Demenz anzuwenden • Cave (Vorsicht) bei Demenz • serotonerge Eigenschaften (Seite 138)

Muster einer Medikations-Risiko-Darstellung für Symptome bei Alzheimer-Demenz und Scheindemenz

1. Abfrage der Beschwerden

Die für die Medikationsanalyse erforderliche Erfassung der Beschwerden richtet sich nach typischen Symptomen, die einerseits die Erkrankung unmittelbar betreffen und andererseits aus dem Nebenwirkungsspektrum von Medikamenten stammen, die diesen Krankheitssymptomen aus Arzneimittelsicht entsprechen. Das folgende Chart bietet eine schnelle

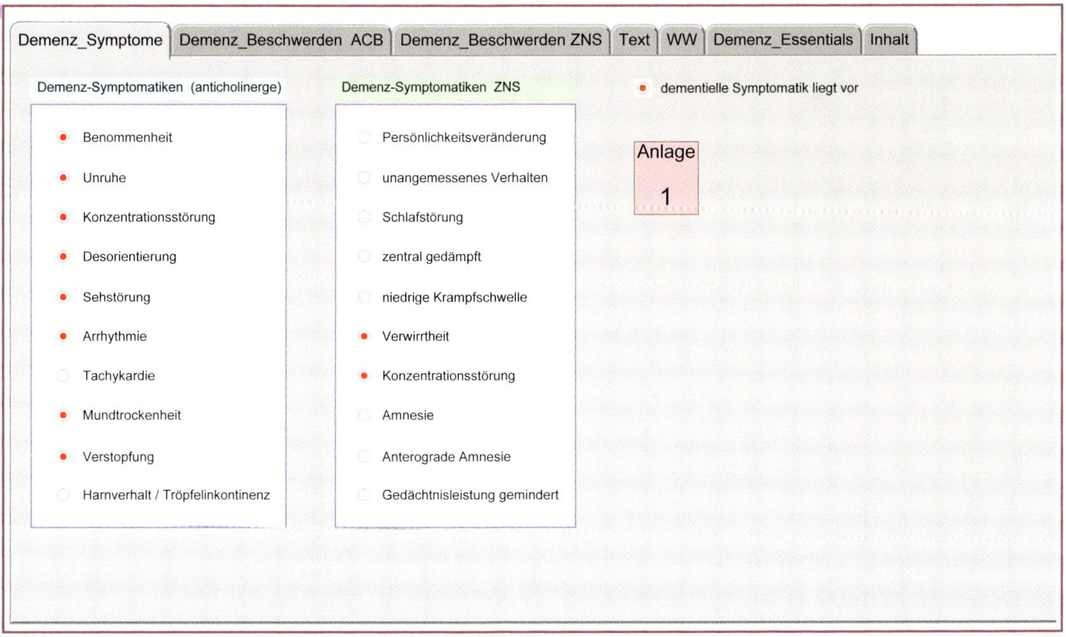

Übersicht, sodass beispielsweise pflegende Angehörige sich gut zurechtfinden werden. Sobald die Beschwerden ausgewählt sind, werden sie in den danach folgenden Anlagen im oberen Bereich mit roten Punkten markiert wiedergegeben.

2. Abgleich der demenziellen und anticholinergen Beschwerden mit den potenziell auslösenden Arzneimitteln der vorgelegten Medikation

Es handelt sich um die Situation einer 66-jährigen Patientin, deren Medikation mit einer Hormonersatztherapie begann. Aufgrund zentraler Nebenwirkungen, unter anderem mit demenziellem Charakter, wurden zwei Neuroleptika hinzugefügt. Deren depressive Nebenwirkungen wurden dann mit einem Antidepressivum behandelt, mit fatalen Folgen. Nach Einweisung in ein Pflegeheim wurde die Medikation durch eine Medikations-Risiko-Darstellung analysiert und mithilfe eines kooperierenden Arztes angepasst.

Der obere Teil des Charts (Seite 65 oben) gibt diejenigen Beschwerden wieder, die der Patient oder pflegende Angehörige zu Beginn ausgewählt hat (rote Punkte). Links ist die übermittelte Medikation mit den Wirkstoffnamen angegeben. Die Zuordnung der Beschwerden zu den potenziell auslösenden Medikamenten ist im Tabellenfeld durch die unterschiedlich farbigen Punkte erkennbar. Man erhält zwei Informationen: Zum einen wird die markierte Beschwerdelage den potenziell auslösenden Arzneimitteln zugeordnet, zum anderen sind diejenigen Arzneimitteleigenschaften erkennbar, die keinen Bezug zu den Beschwerden haben. Dem Fachmann fällt natürlich zu Beginn die Hormonersatztherapie auf. Bei älteren Frauen ist dadurch das Risiko demenzieller Symptome sehr deutlich erhöht. Ganz unten ist die Häufigkeit der Beschwerden als Zahl angegeben.

3. Abgleich der demenziellen/zentralen Beschwerden mit den potenziell auslösenden Arzneimitteln der vorgelegten Medikation

Die zentralen Belastungen »Verwirrtheit« und »Konzentrationsstörung« sind gleich mehreren Arzneimitteln zuzuordnen. Erwartbar ist, dass diese nach einer Medikationsanpassung durch den Arzt abgemildert oder sogar beseitigt werden können (Chart Seite 65 unten).

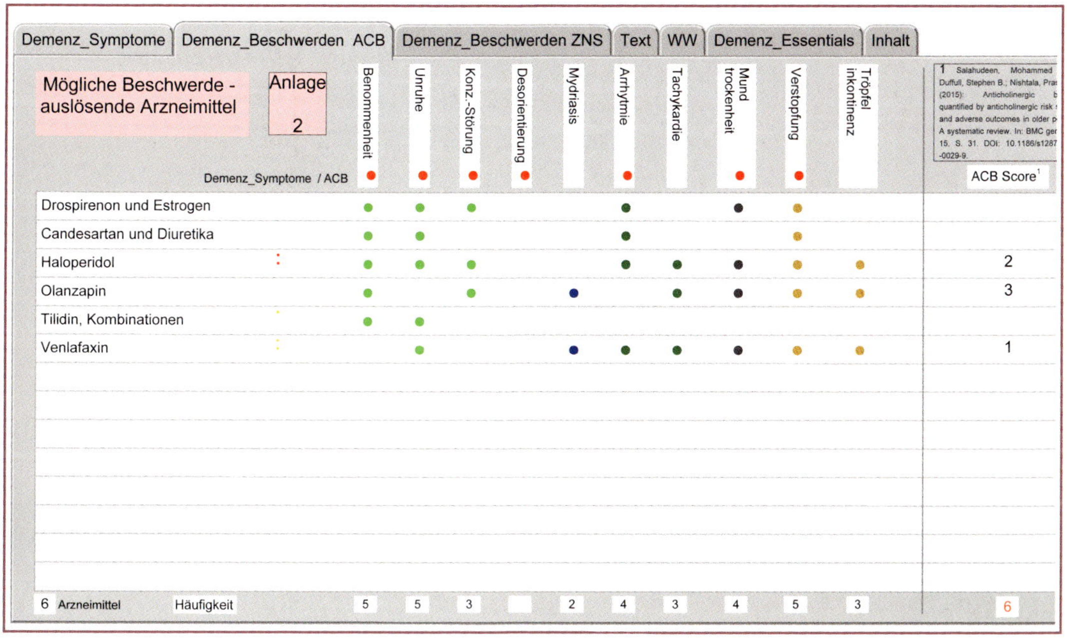
Demenz_Symptome
Demenz_Beschwerden ACB
Demenz_Beschwerden ZNS
Text
WW
Demenz_Essentials
Inhalt
Mögliche Beschwerde - auslösende Arzneimittel
Anlage 2
Demenz_Symptome / ACB
Benommenheit
Unruhe
Konz.-Störung
Desorientierung
Mydriasis
Arrhytmie
Tachykardie
Mund trockenheit
Verstopfung
Tröpfel inkontinenz
ACB Score1
Drospirenon und Estrogen
Candesartan und Diuretika
Haloperidol 2
Olanzapin 3
Tilidin, Kombinationen
Venlafaxin 1
6 Arzneimittel
Häufigkeit
5 5 3 2 4 3 4 5 3
6

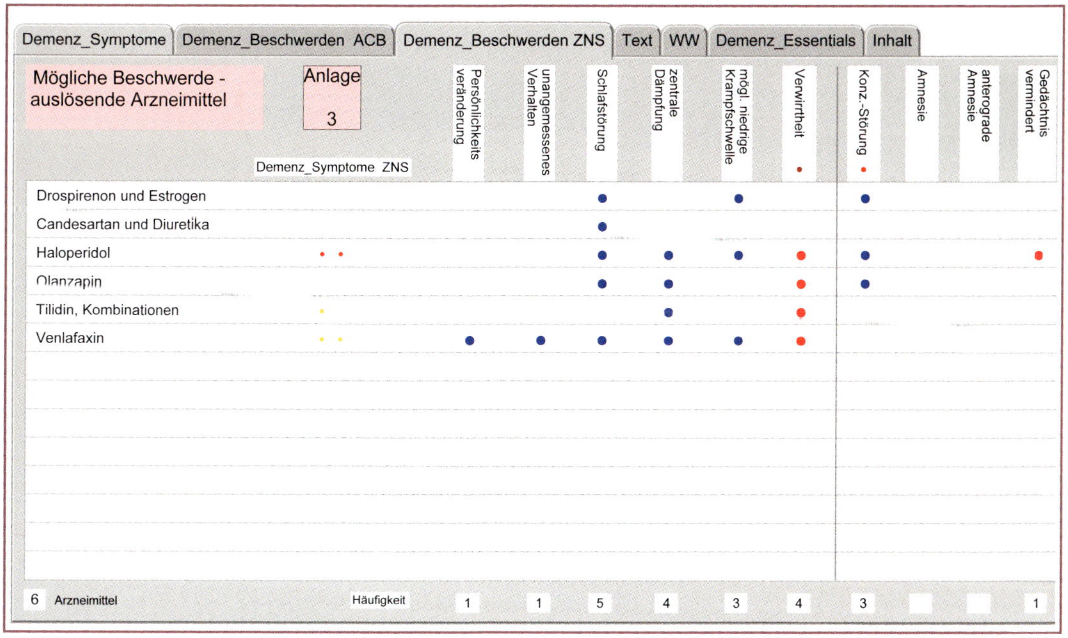
Demenz_Symptome
Demenz_Beschwerden ACB
Demenz_Beschwerden ZNS
Text
WW
Demenz_Essentials
Inhalt
Mögliche Beschwerde - auslösende Arzneimittel
Anlage 3
Demenz_Symptome ZNS
Persönlichkeits veränderung
unangemessenes Verhalten
Schlafstörung
zentrale Dämpfung
mögl. niedrige Krampfschwelle
Verwirrtheit
Konz.-Störung
Amnesie
anterograde Amnesie
Gedächtnis vermindert
Drospirenon und Estrogen
Candesartan und Diuretika
Haloperidol
Olanzapin
Tilidin, Kombinationen
Venlafaxin
6 Arzneimittel
Häufigkeit
1 1 5 4 3 4 3 1

4. Wechselwirkungen und Kontraindikationen

Der Auszug der Wechselwirkungen der vorgelegten Medikation zeigt, wie die verwendeten Arzneimittel miteinander interagieren und dass in diesem Beispiel das Neuroleptikum Haloperidol gleich mit zwei anderen Arzneimitteln eine Gegenanzeige (Kontraindikation) angibt: Olanzapin als atypisches Neuroleptikum und Venlafaxin als Antidepressivum eignen sich nicht mit der gleichzeitigen Gabe von Haloperidol (Neuroleptikum) wegen der QT-Zeitverlängerung[31] (EKG-charakteristische Größe) der beteiligten Wirkstoffe.

Candesartan und Diuretika

Wechselwirkungsqualität	Interaktionspartner	Begründung
Wirkungsverstärkung	Haloperidol	Anticholinergika können die Wirkung von Thiaziden erhöhen (herabgesetzte gastrointestinale Motilität)
Wirkungsverstärkung	Olanzapin	Anticholinergika können die Wirkung von Thiaziden erhöhen (herabgesetzte gastrointestinale Motilität)
Wirkungsverstärkung	Venlafaxin	Anticholinergika können die Wirkung von Thiaziden erhöhen (herabgesetzte gastrointestinale Motilität)
Wirkungsverstärkung	Venlafaxin	Anticholinergika können die Wirkung von Thiaziden erhöhen (herabgesetzte gastrointestinale Motilität)
Engmaschige Überwachung	Haloperidol	TdP-versursachende Arzneimittel: Potenziell kardiotoxische Wirkung durch Candesa und Hydrochlorothiazid./ Regelmäßige Kontrolle des Serumkaliumspiegels.

Drospirenon und Estrogen

Wechselwirkungsqualität	Interaktionspartner	Begründung
Wirkungsverstärkung	Candesartan und Diuretika	Bei Frauen mit Bluthochdruck, die blutdrucksenkende Mittel erhalten, kann ein zusätzlicher Blutdruckabfall eintreten.

Haloperidol

Wechselwirkungsqualität	Interaktionspartner	Begründung
Kontraindikation	Olanzapin	Gegenanzeige für Arzneimittel, die das QT-Zeitintervall verlängern.
Kontraindikation	Venlafaxin	Gegenanzeige für Arzneimittel, die das QT-Zeitintervall verlängern.
Wirkungsverstärkung	Tilidin und Naloxon	Haloperidol kann die Wirkung von zentraldämpfenden Substanzen verstärken.
Wirkungsverstärkung	Olanzapin	Haloperidol kann die Wirkung von zentraldämpfenden Substanzen verstärken.
Wirkungsverstärkung	Venlafaxin	Haloperidol kann die Wirkung von zentraldämpfenden Substanzen verstärken.

5. Abgleich essenzieller Arzneimitteleigenschaften mit den potenziell auslösenden Arzneimitteln der vorgelegten Medikation

Hier ist die volle demenzielle Belastung der vorgelegten Medikation sichtbar: Die Hormonersatztherapie ist laut Fachinformation potenziell demenzfördernd, also nicht bei Demenz anzuwenden und auch nicht bei demenziellem Verhalten zugelassen. Zudem stellt die zweifache Verordnung von Neuroleptika eine gegenseitige Kontraindikation dar.

Demenz_Symptome | Demenz_Beschwerden ACB | Demenz_Beschwerden ZNS | Text | WW | Demenz_Essentials | Inhalt

Mögliche demenzielle Belastung durch Arzneimittel — Anlage 4

Informationen für den Arzt / die Ärztin	pot. Demenz fördernd ●	nicht bei Demenz anwenden ●	Vorsicht bei Demenz ●	Nicht bei dem. Verhalten ●	Vit_B12 Mangel ●	Eisenmangel anämie ?	Hyponatriämie	Serotonerg	Vorhofflimmern	Priscus-Liste	ACB Score[1]	nicht abrupt absetzen[4]
Drospirenon und Estrogen	●	●	●									
Candesartan und Diuretika							●					
Haloperidol		●	●	●			●			2.00 *	2	●
Olanzapin		●	●	●						2.00 *	3	
Tilidin, Kombinationen								●				●
Venlafaxin							●	●			1	●
6 Arzneimittel — Häufigkeit / ACB-Score:	1	3	3	2			3	2		2	6	

Fazit: Mit dieser Medikations-Risiko-Darstellung hat der behandelnde Arzt eine konkrete Grundlage zur Medikationsanpassung. Tatsächlich wurde bei dieser Patientin die Hormonersatztherapie ersatzlos gestrichen und Haloperidol und Olanzapin als Neuroleptika hatten danach keine Indikation mehr. Die anticholinerge Belastung konnte auf den Score »1« gesenkt werden, was eine akzeptable Größe ist. Die Patientin konnte nach der Medikationsoptimierung wieder die Aufgaben des täglichen Lebens inklusive Autofahren wahrnehmen.

Die analytische Auswertung berücksichtigt das qualitative Auftreten der genannten Nebenwirkungen sowie deren Quantität innerhalb der Medikation. Wahrscheinlichkeitsangaben über das Eintreten einer Nebenwirkung erfolgen nicht, weil eine bereits vorgetragene Beschwerde eine 100-prozentige Nebenwirkung darstellt. Die Medikations-Risiko-Darstellung ist keine Diagnose, sondern dient als Gesprächsvorlage beim Arzt. Diagnosen stellt grundsätzlich nur der behandelnde Arzt. Eine Medikationsanpassung darf ebenfalls nur der behandelnde Arzt durchführen.

Fazit: Ich halte die Chancen für eine verbesserte Lebensqualität durch diese Medikationsanalyse für sehr hoch, wenn es ärztlicherseits gelingt, auf Basis dieser Medikations-Risiko-Darstellung beispielsweise die Multimedikation zu verringern, die Anwendungsdosierungen entweder anzupassen oder geeignetere Medikamente zur Behandlung einzusetzen sowie nicht indizierte Arzneimittel mithilfe des behandelnden Arztes abzusetzen.

Depression bei polypharmazierten Patienten

Die Depression gehört zu den häufigsten psychischen Erkrankungen und wird auch zu den Volkskrankheiten gezählt, so wie dies auch beispielsweise bei Bluthochdruck, Rückenschmerzen oder Diabetes mellitus der Fall ist. Gerade bei polypharmazierten Patienten, die mehr als fünf bis sechs Arzneimittel pro Tag einnehmen und weitere chronische Erkrankungen haben, sollten mögliche Einflüsse von Arzneimitteln auf Symptome der Depression offengelegt werden. Falls diese vorhanden sind, sollte eine Medikationsanpassung durch den Arzt überprüft werden, damit die Chance auf eine Besserung besteht. In jedem Fall sollte bei einem Verdacht auf Depression der Arzt aufgesucht werden, der mit gezielten Fragen und einem zeitlichen Verlauf der Beschwerden eine Diagnose erstellt. Um einen Einfluss von angewandten Arzneimitteln auf die Symptome der Depression festzustellen, sollten diese zunächst vorgestellt werden.

Neben den Hauptsymptomen depressive Verstimmung, Freudlosigkeit und Ermüdbarkeit gibt es ein auffälliges Raster an Nebensymptomen der

Depression, die auch einen Bezug zu Nebenwirkungen von Arzneimitteln aufweisen können. Zu den Nebensymptomen zählen Konzentrationsstörung, Angst, suizidale Gedanken und Appetitlosigkeit. Weitere körperliche Beschwerden mit Bezug zu Nebenwirkungen von Arzneimitteln können Schlafstörungen, Unruhe, Reizbarkeit, Aggression, Schwäche, Kopf- und Rückenschmerzen sowie Muskelverspannungen sein. Darüber hinaus sind folgende Symptome einer Depression zuordenbar: Schwindelgefühl, Sehstörung, reduzierte Gedächtnisleistung, Atemnot, Herzrhythmusstörung, Magendruck, Verstopfung und Durchfall.

Es ist auffällig, dass sich diese Auflistung von Depressionssymptomen im Nebenwirkungsspektrum vieler Arzneimittel widerspiegelt. Daher ist es sinnvoll, einen genaueren Blick auf diejenigen Arzneimittel zu wer-

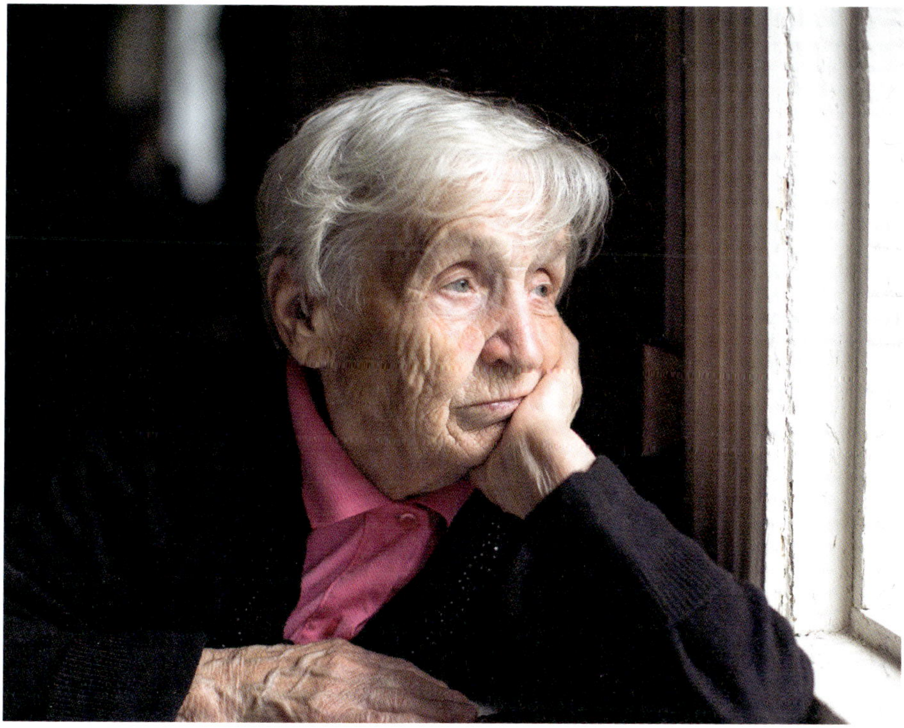

Freudlosigkeit und Depression sind bei älteren polymedizierten Patienten häufige Nebenwirkungen.

fen, die diese Symptome in ihrem Nebenwirkungsspektrum haben und bei einer Polymedikation angewandt werden. Der Arzt sollte dann vom Patienten oder pflegenden Angehörigen auf diese Nebenwirkungen aufmerksam gemacht werden, sodass er sich veranlasst sieht, die Medikation zu überprüfen und anzupassen. Wenn sich jetzt der Erfolg einstellt, ist dies ein Zeichen dafür, dass depressive Symptome aus der Medikation heraus entstanden sein können und keinen organischen Ursprung haben – eine sehr wichtige Erkenntnis für betroffene Patienten. Folgende Arzneimittelgruppen können depressionsspezifische Nebenwirkungen aufweisen:

- Protonenpumpenhemmer gegen erhöhte Magensäureproduktion
- Einige Antibiotika (Chinolone, Aminoglykoside)
- Herzglykoside zur Behandlung einer Herzschwäche (Herzinsuffizienz)
- Zentralwirksame Antihypertonika zur Senkung des hohen Blutdrucks
- Viele Betarezeptorenblocker – auch in Kombination mit Diuretika oder anderen Wirkstoffen
- Einige Kalziumantagonisten zur Senkung des hohen Blutdrucks
- ACE-Hemmer, die beispielsweise den hohen Blutdruck senken
- Statine, die den hohen Cholesteringehalt im Blut (Hypercholesterinämie) senken
- Hormonpräparate zur Hormonersatztherapie (HRT); Hormone sind Botenstoffe, die über den Blutweg den Stoffwechsel, den Kreislauf sowie den Salz- und Wasserhaushalt mitregulieren
- Cortisone für den Kohlenhydratstoffwechsel (beispielsweise Glukose), für den Fettstoffwechsel (Einfluss auf den Cholesterinspiegel) und den Eiweißstoffwechsel sowie den Elektrolytstoffwechsel (Elektrolyte sind Mineralstoffe wie Natrium, Kalium, Kalzium)
- Einige antineoplastische Arzneimittel, auch Zytostatika genannt, die in der Krebstherapie angewandt werden
- Interferone, die bei Infektionskrankheiten, Autoimmunerkrankungen und Krebsbehandlungen eingesetzt werden
- Einige Muskelrelaxanzien, die der Muskelerschlaffung dienen
- Benzodiazepine, die als Schlafmittel, Beruhigungsmittel und Antiepileptika verwendet werden

- Starke Opioide (Substanzen, die aus Opium gewonnen werden)
- Allopurinol, das der Gichtbehandlung dient und die Harnsäurewerte senkt

Lassen Sie mich anmerken, dass bei diesen genannten Medikamenten das depressive Nebenwirkungsspektrum durch eine Polymedikation deutlich ansteigen kann. Selbst einige Antidepressiva haben Nebenwirkungen, die charakteristischen Nebensymptomen einer Depression entsprechen. Man nennt diese Nebenwirkungen in diesen Fällen adverse Nebenwirkungen. Um aus dieser Fülle der möglichen Verursacher den richtigen herauszufiltern, ist eine Datenbank erforderlich, die die entsprechende Zuordnung digital feststellt.

Es sei nochmals erwähnt, dass es so gut wie keine Medikamente gibt, die ohne Nebenwirkungserscheinungen auskommen. Entscheidend für die Verträglichkeit einer Medikation mit vielen Arzneimitteln sind die Zusammensetzung, die Anzahl der Arzneimittel und deren Dosierung. Darüber hinaus sollten Doppelverordnungen vermieden werden und eine ständige und strenge Indikationsprüfung durch den Arzt erfolgen, damit nicht indizierte Medikamente aus der Medikation ausgeschlossen werden können.

Muster einer Medikations-Risiko-Darstellung für Symptome bei Depression

An einem Beispiel für eine anonymisierte Medikations-Risiko-Darstellung wird der Verlauf einer Analyse für einen Patienten mit depressiven Symptomen gezeigt. Bei der Aufnahme der depressiven Haupt- und Nebensymptome habe ich mich bei der Beschwerdelage sowohl an den organischen Symptomen einer Depression als auch an den medikamentösen depressionsähnlichen Nebenwirkungen orientiert.

1. Abfrage der Beschwerden

Im ersten Schritt werden in einem Aufnahmebogen wieder die Beschwerden gekennzeichnet (Chart Seite 73 oben). In den nachfolgenden Charts werden diese Symptome den potenziell auslösenden Wirkstoffen zugeordnet. Diese finden Sie in den danach folgenden Anlagen im oberen Bereich mit roten Punkten wieder.

2. Abgleich der Haupt- und Nebensymptome bei Depression

Im zweiten Schritt erfolgt ein Abgleich der zuvor markierten depressionsbezogenen Haupt- und Nebenerscheinungen mit den potenziell auslösenden Wirkstoffen (Chart Seite 73 unten). Mehrere Wirkstoffe haben in ihrem Nebenwirkungsspektrum die Symptome, die zu den Haupterscheinungen einer Depression gehören. Diese Haupterscheinungen – soweit zutreffend – sind in der oberen Zeile jeweils mit einem roten Punkt gekennzeichnet. Man erkennt, dass sowohl die Depression als auch die Müdigkeit als Haupterscheinungen einer Depression mehreren Wirkstoffen zugeordnet werden können. Die Beschwerde »Angst« ist bei drei Wirkstoffen als mögliche Ursache markiert.

Die genannten depressionsbezogenen Nebenwirkungen treffen insbesondere auch auf das Medikament Ramipril zu. Ein Wechsel auf das Medikament Eprosartan, ein Angiotensin-II-Hemmer, das durchaus ein besseres Verträglichkeitsspektrum hinsichtlich der Nebenwirkungen hat – bei gleicher Hauptwirkung –, könnte hier Abhilfe schaffen. Allerdings interagiert Eprosartan mit dem weiteren Blutdrucksenker Spironolacton bezüglich der Anhebung des Serumkaliumspiegels und der Beeinflussung der Blutdrucksenkung. Deswegen wird eine regelmäßige Kontrolle des Serumkaliumwerts und des Blutdrucks empfohlen. Um aber den Fokus auf die Verträglichkeit der Medikation genauer zu gestalten, folgen weitere Auswertungen.

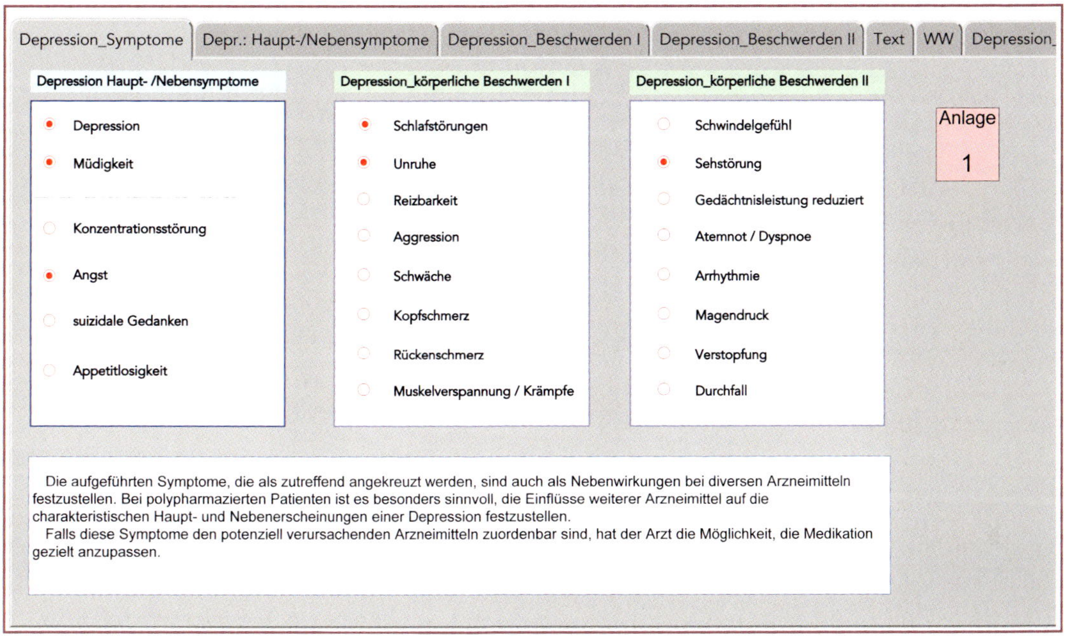
Depression_Symptome
Depr.: Haupt-/Nebensymptome
Depression_Beschwerden I
Depression_Beschwerden II
Text
WW
Depression_
Depression Haupt- /Nebensymptome
Depression
Müdigkeit
Konzentrationsstörung
Angst
suizidale Gedanken
Appetitlosigkeit
Depression_körperliche Beschwerden I
Schlafstörungen
Unruhe
Reizbarkeit
Aggression
Schwäche
Kopfschmerz
Rückenschmerz
Muskelverspannung / Krämpfe
Depression_körperliche Beschwerden II
Schwindelgefühl
Sehstörung
Gedächtnisleistung reduziert
Atemnot / Dyspnoe
Arrhythmie
Magendruck
Verstopfung
Durchfall
Anlage
1
Die aufgeführten Symptome, die als zutreffend angekreuzt werden, sind auch als Nebenwirkungen bei diversen Arzneimitteln festzustellen. Bei polypharmazierten Patienten ist es besonders sinnvoll, die Einflüsse weiterer Arzneimittel auf die charakteristischen Haupt- und Nebenerscheinungen einer Depression festzustellen.
Falls diese Symptome den potenziell verursachenden Arzneimitteln zuordenbar sind, hat der Arzt die Möglichkeit, die Medikation gezielt anzupassen.

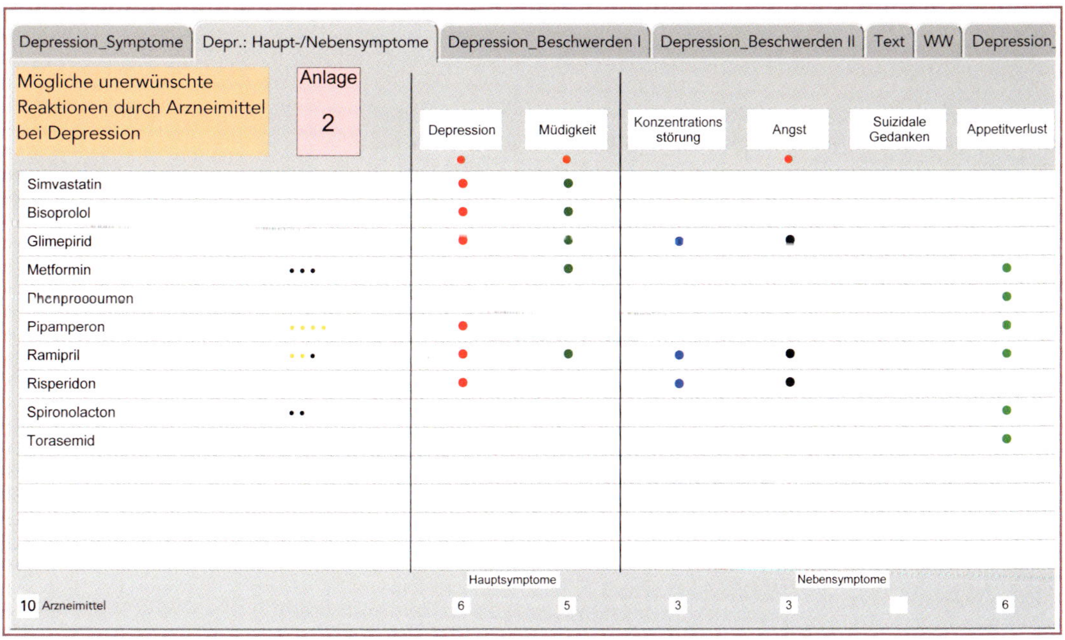
Depression_Symptome
Depr.: Haupt-/Nebensymptome
Depression_Beschwerden I
Depression_Beschwerden II
Text
WW
Depression_
Mögliche unerwünschte Reaktionen durch Arzneimittel bei Depression
Anlage
2
Depression
Müdigkeit
Konzentrations störung
Angst
Suizidale Gedanken
Appetitverlust
Simvastatin
Bisoprolol
Glimepirid
Metformin
Phenprocoumon
Pipamperon
Ramipril
Risperidon
Spironolacton
Torasemid
Hauptsymptome
Nebensymptome
10 Arzneimittel
6
5
3
3
6

3. Abgleich 1 der depressionsbezogenen Nebenwirkungen
In diesem Schritt erfolgt ein Abgleich der depressionsbezogenen Nebenerscheinungen mit den potenziell auslösenden Wirkstoffen (Chart Seite 75 oben). Viele strukturelle Nebenwirkungen der Wirkstoffe treffen auf die gezeigte Medikation nicht zu, mit zwei Ausnahmen: Die empfundene Unruhe und die Schlafstörung können gleich mehreren Wirkstoffen zugeordnet werden.

4. Abgleich 2 der depressionsbezogenen Nebenwirkungen
Es erfolgt wieder ein Abgleich weiterer depressionsbezogener Nebenerscheinungen mit den potenziell auslösenden Wirkstoffen (Chart Seite 75 unten). Auch in dieser Auswertung gibt es eine Auffälligkeit: Das Symptom der Sehstörung wird relativ vielen Wirkstoffen als potenzielle Nebenwirkung zugeordnet. Der Patient hat diese Beschwerde zuvor markiert. Die Sehstörung ist ein äußerer Teil depressiver Erscheinungen und wird daher im Kontext der depressiven Beschwerden den potenziell auslösenden Arzneimitteln zugeordnet.

Ein anderer analytischer Blick konzentriert sich auf die Wechselwirkungen der verwendeten Arzneimittel. Im Einzelnen werden daraus nun zwei Wirkstoffe kommentiert, die einen besonderen Bezug auf depressive Nebenerscheinungen und deren potenzielle Verstärkungen haben können. Darüber hinaus gibt es Hinweise auf deren Eignung zur gleichzeitigen Anwendung. Folgende Wirkstoffe sind gemeint: Pipamperon und Risperidon.

Depression_Symptome | Depr.: Haupt-/Nebensymptome | Depression_Beschwerden I | Depression_Beschwerden II | Text | WW | Depression_

Mögliche unerwünschte Reaktionen durch Arzneimittel bei Depression — Anlage 3

Symptome bei Depression:		Schlafstörung	Unruhe	Reizbarkeit	Aggression	Sschwäche	Kopfschmerz	Rückenschmer	Muskel verspannung	nicht abrupt absetzen [4]
		● rot	● rot							
Simvastatin		● dunkelgrün				● grün	● grün			
Bisoprolol		● dunkelgrün				● grün	● grün		● grün	● rot
Glimepirid		● dunkelgrün	● schwarz		● grün					
Metformin	•••						● grün			
Phenprocoumon										
Pipamperon	•••• (gelb)		● schwarz				● grün			
Ramipril	•• (gelb) •	● dunkelgrün	● schwarz						● grün	
Risperidon		● dunkelgrün	● schwarz				● grün	● grün	● grün	
Spironolacton	••					● grün	● grün		● grün	
Torasemid						● grün	● grün		● grün	
10 Arzneimittel	Häufigkeit:	5	4		1	4 (gelb)	7	1	5	

Depression_Symptome | Depr.: Haupt-/Nebensymptome | Depression_Beschwerden I | Depression_Beschwerden II | Text | WW | Depression_

Mögliche unerwünschte Reaktionen durch Arzneimittel bei Depression — Anlage 4

Symptome bei Depression:		Schwindel	Sehstörung	Gedächtnis-leistung vermindert	Atemnot / Dyspnoe	Rhythmusstöru	Magendruck	Verstopfung	Durchfall	nicht abrupt absetzen [4]
			● rot							
Simvastatin		● schwarz		● dunkelgrün	● schwarz			● schwarz	● schwarz	
Bisoprolol		● schwarz						● schwarz	● schwarz	● rot
Glimepirid			● grün			● schwarz			● schwarz	
Metformin	•••								● schwarz	
Phenprocoumon			● grün						● schwarz	
Pipamperon	•••• (gelb)		● grün							
Ramipril	•• (gelb) •		● grün		● schwarz	● schwarz		● schwarz	● schwarz	
Risperidon			● grün		● schwarz			● schwarz		
Spironolacton	••	● schwarz	● grün			● schwarz			● schwarz	
Torasemid		● schwarz	● grün			● schwarz	● dunkelgrün	● schwarz	● schwarz	
10 Arzneimittel	Häufigkeit:	4 (gelb)	7	1	3	4 (gelb)	1	5	8	

5. Wechselwirkungen am Beispiel Pipamperon

Das nachfolgende Chart zeigt zunächst ganz allgemein, mit welchen anderen Wirkstoffen aus der vorgelegten Medikation das Neuroleptikum Pipamperon interagiert und welche Wechselwirkungsqualitäten damit verbunden sind. Dabei steht die Abkürzung UAW für »unerwünschte Arzneimittelwirkung«.

Pipamperon ist eines von zwei Neuroleptika in dieser Medikation. Zu dessen Nebenwirkungsspektrum gehören auch depressionsrelevante Nebenwirkungen wie Depression, Müdigkeit, Angst, Schlafstörungen, Unruhe und Sehstörungen. Bei einem Austausch dieses Neuroleptikums gegen ein in dieser Hinsicht besser verträgliches Neuroleptikum, nämlich Prothipendyl, sollten die genannten Nebenwirkungen nicht befördert werden.

Pipamperon

Wechselwirkungsqualität	Interaktionspartner	Begründung
vermeiden	Glimepirid	Die Kombination mit Krampfschwellen erniedrigenden Arzneimitteln sollte vermieden werden.
vermeiden	Torasemid	Die Kombination mit Kaliumspiegel senkenden Arzneimitteln sollte vermieden werden.
vermeiden	Torasemid	Die Kombination mit Krampfschwellen erniedrigenden Arzneimitteln sollte vermieden werden.
vermeiden	Risperidon	Die Kombination mit QT-Zeit verlängernden Arzneimitteln sollte vermieden werden.
verstärkte UAW	Torasemid	Die blutdrucksenkende Wirkung kann verstärkt werden.
verstärkte UAW	Spironolacton	Die blutdrucksenkende Wirkung kann verstärkt werden.
verstärkte UAW	Bisoprolol	Die blutdrucksenkende Wirkung kann verstärkt werden.
verstärkte UAW	Ramipril	Die blutdrucksenkende Wirkung kann verstärkt werden.
Wirkungsverstärkung	Risperidon	wechselseitige Verstärkung von Wirkung u. Nebenwirkung.

6. Wechselwirkungen am Beispiel Risperidon

Das andere Neuroleptikum Risperidon sollte in der Kombination mit Pipamperon vermieden werden, da mit einer stärkeren QT-Verlängerung[32] zu rechnen ist und dieselbe Nebenwirkungsstruktur bezüglich der Depressionsbeeinflussung vorliegt. Die weiteren Wechselwirkungsqualitäten wie »vermeiden« sollten erst dann ärztlich berücksichtigt werden, wenn daraus patientenrelevante Probleme entstehen können.

Risperidon verstärkt als Neuroleptikum die Wirkungen von Pipamperon und kann die depressiven Nebenwirkungen zusätzlich verstärken. Die Anwendung eines zweiten Neuroleptikums sollte ärztlicherseits bestätigt werden.

Risperidon

Wechselwirkungsqualität	Interaktionspartner	Begründung
Wirkungsverstärkung	Torasemid	RR-senkende Arzneimittel können durch Risperidon in ihrer Wirkung verstärkt werden. / signifikante Hypotonie.
Wirkungsverstärkung	Spironolacton	RR-senkende Arzneimittel können durch Risperidon in ihrer Wirkung verstärkt werden. / signifikante Hypotonie.
Wirkungsverstärkung	Bisoprolol	RR-senkende Arzneimittel können durch Risperidon in ihrer Wirkung verstärkt werden. / signifikante Hypotonie.
Wirkungsverstärkung	Ramipril	RR-senkende Arzneimittel können durch Risperidon in ihrer Wirkung verstärkt werden. / signifikante Hypotonie.
Wirkungsverstärkung	Simvastatin	CYP 3A4 Inhibitoren, P-gp-Inhibitoren: bedingen eine teilweise erhebliche Erhöhung der Plasmakonzentration von Risperidon.
Wirkungsverstärkung	Pipamperon	Zentraldämpfende Arzneimittel haben zusammen mit Risperidon ein erhöhtes Risiko eine Sedierung.
Vorsicht bei älteren Patienten	Torasemid	Hypokaliämie verursachende Arzneimittel nur mit besonderer Vorsicht mit Risperidon kombinieren.
Vorsicht bei älteren Patienten	Pipamperon	Hypokaliämie verursachende Arzneimittel nur mit besonderer Vorsicht mit Risperidon kombinieren.
Vorsicht bei älteren Patienten	Pipamperon	Vorsicht in der Kombination mit QT-Zeitverlängernden Arzneimitteln.

Simvastatin

Wechselwirkungsqualität	Interaktionspartner	Begründung
Wirkungsverstärkung	Phenprocoumon	Wirkungsverstärkung der Cumarine sind möglich.

Fazit: In dieser Medikation sollten die Medikamente Pipamperon, Risperidon und Ramipril einer ärztlichen Überprüfung zugeführt werden. Eine Umstellung der Medikation kann bei den genannten depressionsrelevanten Nebenwirkungen eine deutliche Erleichterung bringen.

Meine Empfehlung für Betroffene lautet: Gehen Sie mit der Medikations-Risiko-Darstellung Ihrer Medikation zu Ihrem Arzt. Dieser wird die Analyse prüfen und bei Bedarf den erkannten Erfordernissen anpassen. Vertrauen Sie Ihrem Arzt! Ein sehr wichtiger Hinweis sollte aber an dieser Stelle gegeben werden: Die beschriebenen Wirkstoffe stellen nur in dieser genannten Kombination (Charts Seite 75) einen medikamentösen Engpass dar. Für andere Konstellationen gelten wieder andere Zusammenhänge. Das bedeutet, dass diese Wirkstoffe selbstredend ihre Berechtigung zur

Tyraminarme Ernährung bei Einsatz von Monoaminoxidasehemmern (MAO-Hemmer)

Um die Verträglichkeit dieser Medikamente zu erhalten, ist bei der Ernährung darauf zu achten, dass diese tyraminarm ist. Tyramine sind sogenannte biogene Amine (wie auch Histamin, Serotonin, Dopamin, Noradrenalin und andere) und werden von dem Enzym Monoaminoxidase abgebaut, bevor sie in den Blutkreislauf gelangen. Dort können sie – wenn sie durch MAO-Hemmer nicht abgebaut werden – insbesondere Herz-Kreislauf-Probleme verursachen, die sich als erhöhten Blutdruck bis hin zur hypertonen Krise, einem Zustand mit extrem hohem Blutdruck, ergeben können. Tyramin kommt hauptsächlich in gereiften Lebensmitteln vor, wie lang gereiften Käsesorten (Hartkäse), Rotwein, Fleisch, Schokolade oder überreifen Bananen. Für Patienten, die MAO-Hemmer einnehmen, gibt es dennoch genügend Lebensmittel zur Auswahl. Eine gute Übersicht können Sie sich im Internet verschaffen: Geben Sie bei der Suche einfach »Depression« und »Tyramin« ein. Achten Sie auf eine tyraminarme Ernährung vor, während und circa zwei Wochen nach Absetzen des MAO-Hemmers. Ihr Arzt wird Sie ebenfalls darauf aufmerksam machen.

Behandlung der zugelassenen Indikationen haben. Wenn ein Patient oder pflegender Angehöriger Symptome in der verordneten Medikation durch eine Medikations-Risiko-Darstellung wiederfindet, die die Depression begleiten, sind die Chancen groß, diese einzudämmen oder zu beseitigen, wenn sie beim behandelnden Arzt erläutert werden. Natürlich werden zur Diagnose einer Depression auch Blutwerte bestimmt, um beispielsweise eine Schilddrüsenbeteiligung auszuschließen. Hier ein praktischer Hinweis für eine besondere Gruppe von Arzneimitteln, die zur Behandlung einer Depression eingesetzt werden. Es handelt sich um sogenannte MAO-Hemmer (Monoaminoxidasehemmer). Dazugehörige Wirkstoffe sind beispielsweise Moclobemid, Tranylcypromin oder Phenelzin.

Medikamentöses Sturzrisiko

Laut dem Ärzteblatt vom 19. September 2018 werden jährlich mehr als 400 000 Patienten im Alter von über 50 Jahren wegen eines Sturzes stationär behandelt. Das Thema zu diesem Artikel heißt: »Unfallchirurgen und Geriater warnen vor Sturzgefahr im Alter«.[33] Die tatsächliche Zahl der Stürze insgesamt ist sehr viel höher anzusetzen. Gerade ältere Menschen reagieren besonders sensibel auf zentralgängige Arzneimittel und deren Nebenwirkungen, die wesentlich zu Stürzen bei alten Menschen beitragen. Arzneimittel mit einem Sturzrisiko werden auch vom DNQP (Deutsches Netzwerk für Qualitätsmanagement in der Pflege) benannt. Hierzu gehören wesentlich ZNS-wirksame, also das Zentralnervensystem betreffende Arzneimittel wie Antidepressiva, Sedativa/Hypnotika (Beruhigungsmittel), angstlösende Arzneimittel (Anxiolytika, Benzodiazepine), Neuroleptika (zentral sedierende, den Realitätsverlust bekämpfende Arzneimittel), blutdrucksenkende Arzneimittel (Antihypertensiva) und Abführmittel (Laxanzien). Weitere Sturzrisiken bestehen in einer Inkontinenz, Halluzinationen und einem Natriummangel (zum Beispiel durch Elektrolytverschiebung durch Arzneimittel). Eine Multimedikation verschärft die Situation durch gehäufte Neben- und Wechselwirkungen.

Wenn es schwerfällt zu entscheiden, ob beispielsweise eine Treppe nach oben oder nach unten führt, dann ist der nächste Sturz schon vorprogrammiert. Derartige Situationen können auch durch Nebenwirkungen von Medikamenten entstehen, wenn beispielsweise Sehstörungen, Verwirrtheit oder Desorientierung innerhalb einer Medikation auch mehrfach auftreten.

Leistungsumfang einer Medikations-Risiko-Darstellung bei einem medikamentösen Sturzrisiko

Zum Thema Sturzrisiko werden folgende Nebenwirkungen und die dazu passenden Beschwerden analysiert.

Sturzrelevante Nebenwirkungen	• Störung der Sehfähigkeit • Verschwommensehen • Doppeltsehen • Blutdruck kann fallen oder ist erniedrigt • orthostatische Dysfunktion • Bradykardie (Puls unter 50 Schläge pro Minute) • Blutzuckerspiegel kann fallen • Gefahr einer Hypoglykämie (niedriger Blutzucker) • Verwirrtheit • Schwindel • Halluzinationen
Nebenwirkungen, die Bewegungsabläufe stören können	• Tremor (feingliedriges Zittern von Muskeln) • Ataxie (Störung der Bewegungskoordination) • Arthralgie (Gelenkschmerz) • Myalgie (Muskelschmerz) • Bewegungsstörung • Rückenschmerzen • Gelenkschwellung • Muskelschwäche • Steifheit • Muskelkrämpfe • Gleichgewichtsstörung • potenziell erniedrigte Krampfschwelle

Essenzielle Nebenwirkungen (ohne unmittelbare Beschreibung durch den Patienten)	• Arzneimittel mit Sturzrisiko nach DNQP (Deutsches Netzwerk für Qualitätsentwicklung in der Pflege) • Hyponatriämie (Natriummangelerscheinung, die unter anderem die Fallneigung erhöht) • Parkinsonoid (medikamenteninduziertes Parkinsonsyndrom) • serotonerge Eigenschaften • Rhabdomyolyse (Schädigung von Muskelfasern) • anticholinerge Belastung (ACB-Score) durch Arzneimittel • Priscus-Liste (Negativ-Liste für Wirkstoffe bei geriatrischen Patienten)

Die analytische Auswertung berücksichtigt das qualitative Auftreten der genannten Nebenwirkungen sowie deren Quantität innerhalb der Medikation. Wahrscheinlichkeitsangaben über das Eintreten einer Nebenwirkung erfolgen nicht, weil eine bereits vorgetragene Beschwerde eine 100-prozentige Nebenwirkung darstellt. Wechselwirkungen werden gesondert aufgeführt.

Fazit: Ich halte die Chancen für eine verbesserte Lebensqualität durch diese Medikationsanalyse für sehr hoch, wenn es ärztlicherseits gelingt, auf Basis dieser Medikations-Risiko-Darstellung beispielsweise die Multimedikation zu verringern, die Anwendungsdosierungen anzupassen oder andere, geeignetere Medikamente zur Behandlung einzusetzen und nicht indizierte Arzneimittel abzusetzen, soweit sich diese Optionen ergeben.

Nierenbelastung durch Arzneimittel – das Dialyserisiko

Über Nebenwirkungen von Arzneimitteln auf die Nieren habe ich in Kapitel 2 ab Seite 36 schon detailliert berichtet. Je geringer die Filtrationsleistung der Nieren ist, umso genauer sollte die Medikation auf Nierenschädlichkeit hin überprüft werden. Gerade für ältere Menschen besteht die Gefahr bei lang andauerndem Gebrauch nierenschädlicher Arzneimittel, in eine ausgeprägte Niereninsuffizienz abzugleiten, die dann auch in einer Dialysepflicht enden kann. Die Zahl der Patienten mit einer Nierenersatztherapie (Dialyse) ist beispielsweise von 1997 in Nordrhein-Westfalen von 563 Patienten je 1 Million Einwohner auf 685 Patienten je 1 Million Einwohner im Jahr 2003 gestiegen. Dieser Trend aus Nordrhein-Westfalen ist knapp unterhalb des Trends der Bundesrepublik – und auch ein Grund für die enorme Zunahme an Dialysezentren in Deutschland.[34]

Insbesondere Diabetiker (Typ 1 und Typ 2) stellen den größten Teil der Dialysepatienten, gefolgt von Patienten mit unterschiedlichen Nierenerkrankungen (Glomerulonephritis, interstitielle Nephritis). Letztere sind im Nebenwirkungsspektrum von Arzneimitteln wiederzufinden. Eine ausschließliche Zuweisung dieser Problematik zu potenziell nephrotoxischen Arzneimitteln bleibt dem behandelnden Arzt vorbehalten. Dennoch halte ich es für hilfreich, in Polymedikationen nephrotoxische Medikamente zu beachten, um die gesamte Nierenbelastung im Blick zu haben. Die Prüfung auf den nierenbelastenden Zustand einer Medikation bei polypharmazierten Patienten sollte chronologisch gesehen vor einer nephrologischen Behandlung stattfinden. Denn wenn der Nephrologe gefordert ist, dann könnte die Nierenbelastung schon weiter fortgeschritten sein, sodass der nächste Schritt die Dialyse sein könnte.

Um mittel- und langfristig Dialysen und deren enorme Kosten (circa 4 Milliarden Euro pro Jahr) besser in den Griff zu bekommen, sollte man bei den Therapien durch die Hausärzte ansetzen und die Nierenbelastung durch nephrotoxische Arzneimittel bei polypharmazierten Patienten senken.

Die insuffiziente Niere unter Arzneimitteleinfluss

Hier gibt es einige Aspekte, die dem Zusammenspiel von Arzneimitteln und einer Niereninsuffizienz zuzuordnen sind:

- Die Filtrationsleistung der Nieren lässt ab dem 40. Lebensjahr jährlich um circa 1 Prozent nach und ist als Entwicklung naturgegeben.
- Diese Problematik verschärft sich um die Polymedikation älterer Menschen. Insbesondere lassen sich die nephrotoxischen Belastungen durch Medikamente aufgrund einiger wissenschaftlicher Veröffentlichungen gut in algorithmischer Form darstellen. In algorithmischer Form heißt: Die ausgewählte Eigenschaft ist entweder zutreffend oder nicht.
- Auf dieser Basis lassen sich besonders nierenbelastende Medikationen herausfiltern. Dies ist eine wesentliche Voraussetzung für eine gute Medikationsanpassung. Es gibt diverse Möglichkeiten der geriatrischen Pharmazie zur Medikationsanpassung bei polypharmazierten Patienten. Die Entfernung nicht indizierter Medikamente ist als sehr wichtige Maßnahme zu nennen. Hierauf sollte bei jeder Polymedikation grundsätzlich geachtet werden, ebenso auf eine Vermeidung von Doppelverordnungen.
- Nierenbelastende Arzneimittel sollten durch Medikamente mit geringer oder keiner Nierenbelastung ausgetauscht werden – dies auf Basis von bekannten Nebenwirkungen, beispielsweise Hyperkaliämie oder Hypercholesterinämie, sowie von Wechselwirkungen, die überhaupt erst nephrotoxische Belastungen entstehen lassen oder verstärken.
- Suchmodus als Hilfestellung zum Austausch von Wirkstoffen mit weniger nephrotoxischem Potenzial auf Basis der von mir genutzten wissenschaftlichen Veröffentlichungen.

Die nachfolgend aufgeführten Analysemuster hinsichtlich individueller Beschwerden, die bei einer Niereninsuffizienz auftreten können, werden den potenziell auslösenden Arzneimitteln innerhalb der Medikation gegenübergestellt und sollen das mögliche Spektrum einer Medikations-Risiko-Analyse wiedergeben. Diese Analyse sollte bei Bedarf dem behandelnden Arzt vorgelegt werden.

Leistungsumfang einer Medikations-Risiko-Darstellung bei Verdacht auf Niereninsuffizienz

Zum Thema Niereninsuffizienz werden folgende Nebenwirkungen und die dazu passenden Beschwerden analysiert.

Periphere Nebenwirkungen	• Ödembildung • hoher Blutdruck (Hypertonie) • Rhythmusstörungen • Hautblutungen • Sensitivitätsstörungen, wie Juckreiz auf der Haut, Prickeln
Zentrale Nebenwirkungen	• Benommenheit • erniedrigte Krampfschwelle • Müdigkeit • Atemnot • unruhige Beine (Restless Legs)
Essenzielle Nebenwirkungen und Bestandteile einer Erkrankung des Zwischengewebes der Nieren (ohne unmittelbare Beschreibung durch den Patienten)	• potenziell nephrotoxische Arzneimittel erhöhen das Nebenwirkungsrisiko, ihre Zahl in einer Medikation sollte »2« nicht übersteigen • akutes Nierenversagen als Nebenwirkung

Essenzielle Nebenwirkungen und Bestandteile einer Erkrankung des Zwischengewebes der Nieren (ohne unmittelbare Beschreibung durch den Patienten)	• interstitielle Nephritis (Nierenentzündung im Zwischengewebe der Niere) als Nebenwirkung • potenziell nephrotoxische Arzneimittel erhöhen das Nebenwirkungsrisiko, ihre Zahl in einer Medikation sollte »2« nicht übersteigen • akutes Nierenversagen als Nebenwirkung

Darüber hinaus stehen zahlreiche weitere Analysequellen zur Verfügung, die auf Veröffentlichungen von Spezialisten beruhen. Die analytische Auswertung berücksichtigt das qualitative Auftreten der genannten Beschwerden sowie deren Quantität innerhalb der Medikation. Wahrscheinlichkeitsangaben über das Eintreten einer Nebenwirkung erfolgen nicht, weil eine bereits vorgetragene Beschwerde eine 100-prozentige Nebenwirkung darstellt. Die Wechselwirkungen werden gesondert aufgeführt.

Fazit: Ich halte die Chancen für eine verbesserte Lebensqualität durch diese Medikationsanalyse für sehr hoch, wenn es ärztlicherseits gelingt, auf Basis dieser Medikations-Risiko-Darstellung beispielsweise die Multimedikation zu verringern und die Anwendungsdosierungen anzupassen. Darüber hinaus sollten andere, geeignetere Medikamente zur Behandlung eingesetzt und nicht indizierte Arzneimittel abgesetzt werden, soweit sich diese Optionen ärztlicherseits ergeben.

Harninkontinenz durch Arzneimittel

Es gibt verschiedene Arten der Harninkontinenz. Diese zu unterscheiden, ist eine wesentliche Voraussetzung für eine medikamentöse Risikoanalyse. Nicht jede Harninkontinenz hat potenzielle arzneimittelbezogene Ursachen. Jedoch ist bei älteren Menschen, die medikamentös behandelt werden, die anticholinerge Last bedeutend, wenn es sich etwa um Harnverhalt oder eine Überlaufinkontinenz (Tröpfelinkontinenz) handelt. Ich möchte Ihnen nun einige Inkontinenzarten vorstellen:

1. **Stressinkontinenz oder Belastungsinkontinenz:** Bei dieser Art der Inkontinenz öffnet sich durch erhöhten Druck im Bauchraum bei Belastung, zum Beispiel durch Husten, Lachen oder Niesen, der untrainierte Schließmuskel und gibt unkontrolliert Urin ab. Eine Stressinkontinenz wird in der Regel nicht durch Medikamente verursacht.

2. **Dranginkontinenz oder Reizblase:** Hier führen ein überaktiver Blasenmuskel und überempfindliche Rezeptoren (»Füllstandsmelder«) in der Blase zu einem plötzlichen Harndrang und der Blasenmuskel zieht sich zusammen. Als Auslöser können unter anderem eine Blasenentzündung, Blasensteine oder auch Tumore genannt werden. In der Regel sind es keine Medikamente, die eine Dranginkontinenz auslösen. Auch eine Nervenstörung kann für die Hemmung der Blasenentleerung verantwortlich sein. Mögliche Ursachen sind beispielsweise Schlaganfall, Morbus Alzheimer (häufigste Form der Altersdemenz) oder Morbus Parkinson (Schüttellähmung, Unkontrollierbarkeit von Bewegungsabläufen).

3. **Reflexinkontinenz:** Bei dieser Art handelt es sich um eine spontane Blasenentleerung, bei der ein Reiz reflektorisch das Zusammenziehen der Blasenmuskulatur auslöst, etwa Husten oder eine Lageveränderung. Mögliche Ursachen sind Multiple Sklerose, Querschnittslähmung und andere Erkrankungen. Bei Babys ist die Reflexinkontinenz ganz normal.

4. **Überlaufinkontinenz oder Tröpfelinkontinenz:** Hier kann eine mechanische Abflussbehinderung zu einer unvollständigen Blasenentleerung führen; die Blasenwand kann überdehnt werden, der Urin füllt die Blase

komplett und läuft über. Im schlimmeren Fall bewirkt dieser Zustand einen Nierenstau, der umgehend ärztlich zu behandeln ist. Darüber hinaus sind Wirkstoffe mit anticholinergem Charakter in der Lage, die Blasenfunktion erheblich zu stören: Als Symptome zeigen sich Harnträufeln, häufiges Wasserlassen mit unzureichender Urinmenge und ständiger Harndrang. Die möglichen Ursachen bei Männern liegen in einer Prostatavergrößerung, einer Nervenschädigung durch Diabetes und einer Harnröhrenverengung. Bei Frauen und Männern sollte immer die Medikation auf ihre anticholinerge Wirkung der verwendeten Arzneimittel in Betracht gezogen werden.

Genau auf diese anticholinerge Wirkung von Arzneimitteln konzentriert sich unter anderem die hier besprochene Medikations-Risiko-Darstellung, weil insbesondere im Alter sehr viele Arzneimittel verordnet werden, die ein anticholinerges Nebenwirkungsspektrum aufweisen. Anticholinerge Wirkungen können die Blase weniger sensibel und weniger steuerbar durch das zentrale Nervensystem (ZNS) machen. Zusätzlich können pseudodemenzielle Symptome hinzukommen.

5. **Demenzielle Inkontinenz:** In der vollen Ausbildung einer (Alzheimer-) Demenz entwickelt sich eine Inkontinenz aufgrund eines Acetylcholinmangels. Der betroffene Patient kann wegen dieses Mangels den äußeren Schließmuskel (Detrusor Sphinkter), der durch das ZNS willentlich beeinflusst wird, nicht mehr bewusst steuern, sodass es zu einem unkontrollierten Harnabgang kommt.

Die Blasenentleerung kann durch weitere Vorgänge gestört werden, die sich zum Beispiel in einem Harnverhalt äußern. Betroffene können sehr oft tagsüber keinen oder nur wenig Urin abgeben. Dann handelt es sich meist um eine Tröpfelinkontinenz. Am Abend, wenn der Betroffene zur Ruhe kommt und eine horizontale Ruhestellung einnimmt, entlädt sich die Blase mit einer größeren Urinmenge. Wenn demente Patienten in ihrer Polymedikation (mehr als vier bis fünf Arzneimittel täglich) mit Wirkstoffen therapiert werden, die einen anticholinergen Charakter haben, kann diese Situation weiter verstärkt werden.

Es ist sinnvoll, eine Medikations-Risiko-Darstellung durchzuführen, gerade wenn bei älteren multimedizierten Patienten die anticholinerge Last besonders hoch zu sein scheint. Für Betroffene ist diese Situation sehr stressig, insbesondere wenn sie durch Arzneimittel ausgelöst oder verstärkt wird. Deswegen werden in der Medikations-Risiko-Darstellung die anticholinergen Belastungen (Seite 45) als Zahlen angezeigt. »1« ist ein relativ niedriger Wert, aber im Kontext einer Medikation nicht zu unterschätzen. Der Wert »3« sollte in der Summe eigentlich nicht überschritten werden, was aber in recht vielen Medikationen nicht eingehalten wird.

Leistungsumfang einer Medikations-Risiko-Darstellung bei Harninkontinenz

Zum Thema Harninkontinenz werden folgende Nebenwirkungen und die dazu passenden Beschwerden analysiert.

Beschwerden	• Harnverhalt, Überlaufinkontinenz • Harndrang • Harninkontinenz • Miktionsstörung • Harnwegsentzündung • Verwirrtheit • Benommenheit • Unruhe
Essenzielle Nebenwirkungen (ohne unmittelbare Beschreibung durch den Patienten)	• anticholinerge Last (ACB-Score) • Cave Niere (Vorsicht bei Verwendung von Medikamenten bei Nierenerkrankungen) • Nierenfunktionsstörungen, die in Fachinformationen genannt werden, beachten

Abgrenzung zur demenziellen Harninkontinenz und zu Wirkstoffeigenschaften	• potenziell demenzfördernd • nicht bei Demenz anwenden • Cave (Vorsicht) bei Demenz • nicht bei demenziellem Verhalten • Priscus-Liste (Negativ-Liste für Wirkstoffe bei geriatrischen Patienten) • serotonerge Eigenschaft • nicht abrupt absetzen (wegen einer eventuellen Medikationsanpassung)

Weitere Informationen beziehen sich auf die Abgrenzung eines Medikamenteneinsatzes bei demenzieller Inkontinenz: Die analytische Auswertung berücksichtigt das qualitative Auftreten der genannten Nebenwirkungen sowie deren Quantität innerhalb der Medikation. Deswegen erfolgen keine Wahrscheinlichkeitsangaben über das Eintreten einer Nebenwirkung, weil eine bereits vorgetragene Beschwerde eine 100-prozentige Nebenwirkung darstellt. Mögliche Wechselwirkungen werden gesondert aufgeführt.

Fazit: Ich halte die Chancen für eine verbesserte Lebensqualität durch diese Medikationsanalyse für sehr hoch, wenn es ärztlicherseits gelingt, auf Basis dieser Medikations-Risiko-Darstellung beispielsweise die Multimedikation zu verringern, die Anwendungsdosierungen anzupassen und die Nierenbelastung durch Arzneimittel bewusst zu senken. Andere, geeignetere Medikamente zur Behandlung sollten nach Möglichkeit eingesetzt und nicht indizierte Arzneimittel abgesetzt werden, soweit sich diese Optionen ärztlicherseits ergeben.

Verträglichkeit und Effizienz in der medikamentösen Atemwegstherapie

Es gibt viele Atemwegserkrankungen, von denen die bekanntesten die Chronisch obstruktive Lungenerkrankung (COPD = chronic obstructiv pulmonary disease), das Asthma bronchiale und die Mischformen sind. Atemwegserkrankungen, die mit einer permanenten oder zeitweisen Verengung der Luftwege (Bronchien) und der Atmungsfähigkeit (Ein- und Ausatmung, Atemvolumen) einhergehen, sind sehr weit verbreitet. In Deutschland sind insgesamt etwa 12 Prozent der über 40-Jährigen von COPD betroffen und circa 8 Millionen Menschen haben eine asthmatische Erkrankung. COPD ist in den USA sogar die vierthäufigste Todesursache.

Es gibt sehr viel Literatur, die die Beschwerdelage der Erkrankungen hinreichend gut beschreibt und auch differenziert nach Alter und Geschlecht aufarbeitet. Viele Menschen fragen sich, was denn die wesentlichen Unterschiede zwischen Asthma und COPD sind und wie man sie beschreiben kann. Das möchte ich Ihnen im Folgenden erklären.

Beide Erkrankungen haben gemein, dass die Luftwege ohne medikamentöse Behandlung behindert sind, sodass freies Atmen nur in Form von täglichen Arzneimittelanwendungen möglich ist. Die Unterschiede zwischen Asthma und COPD sind grundsätzlich medizinisch klar beschreibbar und die Ursachen der Entstehung sind ebenfalls unterschiedlich (Kasten Seite 95). Weitere einschlägige medizinische Informationen zu Atemwegserkrankungen können beim Hausarzt erfragt werden.

An dieser Stelle möchte ich Ihnen auch eine pharmazeutische Unterscheidungshilfe zeigen, denn zur Behandlung von Asthma und COPD stehen strukturell sehr unterschiedliche Wirkstoffe und Wirkstoffgruppen zur Verfügung.

Asthma bronchiale

Ganz wesentlich tragen sogenannte Beta-Rezeptoren im Bronchialbaum zur Funktion der Bronchien bei. Beta-Rezeptoren gibt es nicht nur im Herzen (dort heißen sie Beta-1-Adrenozeptoren), sondern beispielsweise auch in der glatten Muskulatur der Bronchien. Dort heißen sie Beta-2-Adrenozeptoren. Die Aktivierung dieser Beta-Rezeptoren in den Bronchien bewirkt eine Erweiterung der Bronchialmuskulatur und somit einen guten und ausreichenden Luftstrom. Die Anwendung eines Betablockers bei an Asthma erkrankten Patienten ist keine gute Idee, da er den bereits geschädigten Bronchialbaum verengen kann und der Luftstrom dadurch deutlich vermindert wird – bis hin zur Atemnot.

Aus medizinischer und pharmazeutischer Sicht ist es dagegen nützlich, die Beta-Rezeptoren anzuregen, um den Atemfluss zu verbessern. Dies geschieht mit sogenannten Beta-2-Sympathomimetika oder auch Bronchodilatatoren. Diese stehen sogar in mehreren Ausführungen zur Verfügung: schnell wirksame Beta-2-Adrenergika (SABA = short-acting beta-agonist) oder lang wirksame Beta-2-Adrenergika (LABA = long-acting beta-agonist). Letztere werden für die tägliche Dauertherapie benötigt (Controller) und SABA für den Ernstfall (Reliever) – also bei einer akuten Atemnot. Ergänzend sei erwähnt, dass für Asthmatiker natürlich auch inhalative Corticosteroide (ICS) zur Verfügung stehen, die regelmäßig gegen entzündliche Vorgänge in den Bronchien täglich zusätzlich angewandt werden, sobald das Asthmageschehen schon fortgeschritten ist. Natürlich stehen LABA und ICS auch als Kombinationspräparate zur Verfügung.

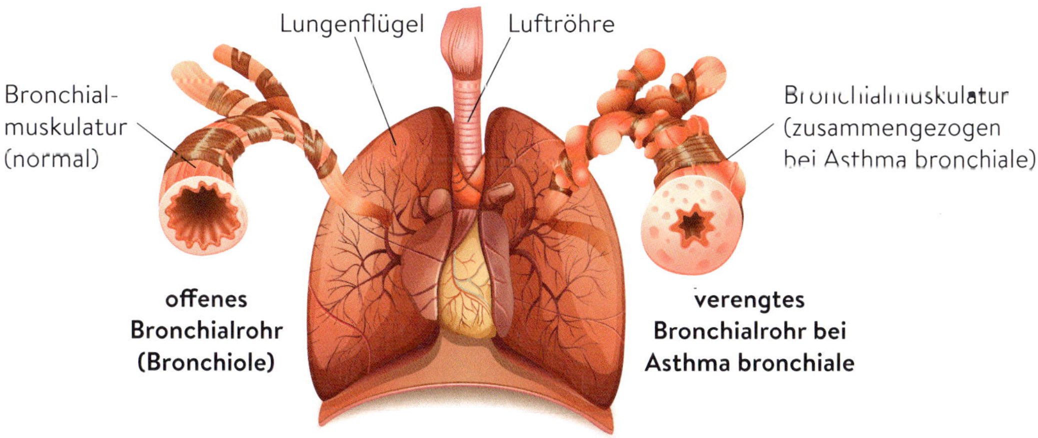

Bei einem Asthmaanfall schwellen die Bronchien derart an, dass nur noch wenig Luft hindurchströmt. Zusätzlich verkrampfen die Muskeln.

COPD

Bei der COPD-Erkrankung sind aus physiologischer Sicht die Ursachen anders zu beschreiben als beim Asthma bronchiale. Denn es gibt einen weiteren Mechanismus, der die Bronchien verengen kann: Das ist die cholinerge Reaktionslage. In Kapitel 2 auf den Seiten 43 bis 47 habe ich bereits über anticholinerge Reaktionslagen und den Botenstoff Acetylcholin berichtet. Bei der COPD hingegen handelt es sich um eine cholinerge Reaktionslage des gleichen Botenstoffs, die die Bronchien verengt. Im Abschnitt »Weit verbreitete Arten von Nebenwirkungen« habe ich auf Seite 43 den Botenstoff Acetylcholin beschrieben. Dieser Botenstoff kommt im gesamten Körper vor und wird über die Nervenbahnen zu den Zielorganen gebracht. Dort kann dieser Botenstoff – je nach Zielorgan – unterschiedliche Reaktionen auslösen: An den (geschädigten) Bronchien kann er eine Bronchokonstriktion bewirken, was das Zusammenziehen der Bronchialmuskulatur mit der Folge einer Atemnot bedeutet. Nikotin hat übrigens für die Bronchien die gleiche Wirkung wie der Botenstoff Acetylcholin.

Das bedeutet strukturell für die Therapie der COPD, dass der Arzt ein Arzneimittel einsetzt, das die oberflächliche Wirkung von Acetylcholin an den Bronchien aufhebt: Das sind medizinisch und pharmazeutisch gesehen die inhalativen Anticholinergika. Die Rezeptoren, die sensibel auf Anticholinergika reagieren, werden auch »muscarinartige Rezeptoren« genannt, mit der Folge, dass die speziellen inhalativen Anticholinergika mit langer Wirkung als LAMA (long-acting muscarinic-antagonist) bezeichnet werden. Diese sind je nach Substanz für die tägliche Dauertherapie (Controller) als auch teilweise für die Akuttherapie (Reliever) geeignet und gehören strukturell zur medikamentösen Behandlung der COPD. Natürlich lassen sich die genannten Arzneimittel aus dem asthmatischen Bereich auch mit den LAMA kombinieren, was sehr häufig auch passiert, weil unterschiedlich viele Patienten dann ein größeres Atemvolumen und damit eine bessere Lebensqualität erhalten.

Mischformen

Sie können sich bestimmt vorstellen, dass die medikamentöse Therapie von Asthma bronchiale und COPD nicht ganz einfach ist, insbesondere, wenn die diagnostische Lage nicht eindeutig ist. Es gibt eine erhebliche Zahl an Betroffenen, bei denen die Differenzialdiagnose Asthma und/oder COPD nicht eindeutig vorliegt. Dann werden COPD-Mittel mit Asthmamitteln kombiniert und auch fixe Kombinationen den Patienten zur Verfügung gestellt, was offenbar häufig der Fall ist. Dennoch werden laut Studienlage[35] viel zu viele Patienten »übertherapiert«, das heißt, COPD-Patienten erhalten beispielsweise inhalative Cortisone (ICS) zur Dauertherapie, obwohl die ärztlichen Leitlinien[36] diese nur bei bestimmten Schweregraden und mit Ausnahme bei einer COPD-Exazerbation, einer deutlichen Verschlimmerung der Symptome, zeitlich begrenzt einsetzbar vorsehen.

Umgekehrt erhalten Asthmapatienten wegen der fehlenden eindeutigen Abgrenzung zur COPD anticholinerge Mittel zur Inhalation, also LAMA, obwohl letztere bei Asthmapatienten eine Übertherapie darstellen. Die medikamentösen Risiken für Asthmapatienten bestehen dann in einer möglichen gesteigerten anticholinergen Reaktionslage, wie beispielsweise einer Tachykardie (Puls > 100 Schläge/Min.), erhöhtem Blutdruck, Magen-Darm-Beschwerden und anderen Schwächen im zentralen Nervensystem.

Ohne auf direkte Einzelheiten der medizinischen Genese der beiden Atemwegserkrankungen eingehen zu können, beruht der Tenor dieses Ratgebers auf den medikamentösen Risiken, insbesondere der Begleitmedikation bei polypharmazierten Patienten. Diese sollte permanent hinterfragt werden, insbesondere dann, wenn noch mehr Medikamente verordnet werden, weil etwa weitere chronische Erkrankungen im Laufe der Zeit hinzugekommen sind. Die Zahl derjenigen Medikamente, deren Nebenwirkungs- und Wechselwirkungsspektrum nahe an den potenziellen Beschwerden der betroffenen Atemwegserkrankungen wiederzufinden sind, ist leider sehr groß. Darauf gehe ich in den nachfolgenden Abschnitten zu COPD und Asthma bronchiale gesondert ein.

Der Bronchospasmolysetest

Interessant für Patienten ist der sogenannte Bronchospasmolysetest zur Abgrenzung von Asthma bronchiale und COPD. Dieser Test ist vom Hausarzt leicht durchzuführen.

- **Anwendung bei Asthma bronchiale:** Hier wird der FEV-1-Wert, der das forcierte expiratorische Ausatemvolumen der ersten Sekunde angibt, ermittelt. Dieser Test ist in jeder Hausarztpraxis möglich. Er wird zweimal durchgeführt: einmal ohne ein bronchienerweiterndes Medikament und danach mit einem schnell wirksamen Bronchodilatator (SABA = short-acting beta-agonist). Asthmapatienten reagieren in aller Regel sehr gut auf bronchienerweiternde Medikamente (SABA), sodass der zweite gemessene FEV-1-Wert größer ist als der zuerst gemessene Wert (circa 15 Prozent). Dies ist ein Hinweis darauf, dass Asthma vorliegt. Wenn beide Werte gleichbleiben, ist dies ein Hinweis auf COPD.
- **Anwendung bei COPD:** Auch hier wird der FEV-1-Wert zweimal ermittelt. Diesmal wird der zweite Test etwa vier Wochen später durchgeführt. Der Patient erhält zur Vorbereitung des zweiten Tests ein inhalatives Corticoid (ICS). Da dieses erst nach ungefähr vier Wochen anspricht, ist diese FEV-1-Ermittlung später durchzuführen. Asthmapatienten sprechen gut auf inhalative Cortisone an, COPD-Patienten in der Regel nicht. Ist also der zweite FEV-1-Wert verbessert, handelt es sich eher um Asthma bronchiale, andernfalls eher um COPD.

Der Aufwand für die Tests ist nicht besonders hoch und für die allermeisten Patienten sehr effektiv. Sprechen Sie mit Ihrem Hausarzt oder Lungenfacharzt über die Tests. Es lohnt sich!

Eine persönliche Anmerkung zur teilweisen umkehrbaren Luftstrombegrenzung bei COPD ist mir an dieser Stelle wichtig: Der langjährige Kontakt mit Reizstoffen der Atemwege, wie er durch Tabakrauch oder Luftverschmutzung zustande kommt, ist für die Entwicklung von verengten Bronchien klar mitverantwortlich. Durch die so entstandene Verengung der Bronchien wird der Luftstrom in die Lunge begrenzt; er kann mit fort-

Abgrenzung zwischen COPD und Asthma bronchiale

Zur ersten Orientierung gehe ich auf eine Auswahl von Abgrenzungen ein. Die Diagnose selbst stellt der behandelnde Arzt. Asthma und COPD können in Bezug auf ihre ähnlichen, teils überlappenden Symptome verwirrend ähnlich sein. Sobald eine Unklarheit besteht, sollte der Gang zum Lungenfacharzt (Pneumologen) dringend erfolgen. Alternativ kann eine Messung der Lungenfunktion (Spirometrie) beim Hausarzt erfolgen, die allerdings nicht jeder Hausarzt durchführt. Die folgende Übersicht stellt einen grob vereinfachten Vergleich dar.

COPD

- Beginn überwiegend ab dem 40. Lebensjahr
- langsame Entwicklung der Symptome
- Rauchen (über 10 Jahre mit täglich einer Packung)
- Atemnot während einer Anstrengung
- teilweise umkehrbare Luftstrombegrenzung (partially reversible airflow limitation)

▶ **Bronchospasmolysetest – COPD (mit ICS)**

Asthma bronchiale

- Beginn bereits in der Kindheit oder Jugend
- Symptome variieren von Tag zu Tag
- Symptome nachts und in den frühen Morgenstunden intensiver
- Vorhandensein von Allergie, Schnupfen (Rhinitis) und/oder Ekzemen
- eventuell familiäre Belastung mit Asthma
- weitgehend umkehrbare Luftstrombegrenzung (largely reversible airflow limitation)

▶ **Bronchospasmolysetest – Asthma (mit SABA)**

schreitender Zeit schlechter werden, insbesondere, wenn die reizauslösenden Stoffe wie Rauchen und Passivrauchen, Luftverschmutzung und einschlägige berufliche Belastungen, beispielsweise durch Mehlstaub, beibehalten werden.

Bei Asthma bronchiale hingegen ist die Luftstrombegrenzung weitgehend umkehrbar, wenn die geeignete Medikation vom Patienten konsequent umgesetzt und nicht durch weitere Medikamente negativ beeinflusst wird. Gemessen wird der Luftstrom mithilfe des Peak Flow (Spitzenfluss). Der Peak-Flow-Meter wird in Liter Luft pro Minute gemessen. Es handelt sich um einen Leistungstest der Lunge, der mehrmals täglich durchgeführt wird und die Ergebnisse idealerweise in ein Peak-Flow-Protokoll eingetragen werden. Dies ist ein charakteristischer Leistungstest bei Atemwegserkrankungen. Die Leistungsschwankungen sind bei COPD-Patienten geringer als bei Asthmapatienten. Diese Prozedur ist sinnvoll für die medikamentöse Einstellung durch den Arzt.

Ohne das umfangreiche Engagement der Hausärzte zu schmälern, ist natürlich die Behandlung von Atemwegserkrankungen von Pneumologen sehr sinnvoll. Da es in Deutschland aber einerseits nur knapp 1500 Pneumologen[37] als Teilgebiet des Fachgebietes »Innere Medizin« gibt und andererseits mehr als 10 Millionen Patienten mit Atemwegserkrankungen (Asthma bronchiale und COPD)[38] einer ärztlichen Behandlung bedürfen, wird schnell deutlich, dass nicht jeder Patient mit einer Atemwegserkrankung vom Facharzt behandelt werden kann. Die allermeisten Patienten können gut vom Hausarzt behandelt werden; eine Differenzialdiagnose Asthma bronchiale und COPD kann der Hausarzt gut mithilfe der bereits genannten FEV-1-Analyse oder der Spirometrie, ein Basisverfahren zur Untersuchung der Lungenfunktion, durchführen.

Spezielle Informationen zur COPD

Die Zahl älterer Menschen mit COPD steigt stetig an, und diese chronische Lungenerkrankung mindert die Lebensqualität, beispielsweise durch Atemnot, erheblich. Darüber hinaus kann sich die Gesundheitslage durch

Polymedikation deutlich verändern. Dies ist beispielsweise dann der Fall, wenn zur COPD weitere Erkrankungen hinzukommen, die ebenfalls medikamentös behandelt werden. Die Zahl der Wirkstoffe mit einem negativen Einfluss auf die Atemqualität ist außerordentlich hoch. Diese Medikamente sollten bei Bedarf auf Eignung bei COPD-Patienten überprüft werden. Das Risiko, bei polypharmazierten Patienten einen oder auch mehrere dieser belastenden Wirkstoffe zu erhalten, ist real und ganz sicher nicht erwünscht.

Um welche Medikamente es sich handelt und deren Interaktionen zu erkennen, ist aus dem Stegreif nicht möglich zu sagen. Dies trifft insbesondere auf Medikationen mit mehr als vier bis fünf Arzneimitteln zu. »Die Wahrscheinlichkeit für die Einnahme von unangemessenen Arzneimitteln steigt mit der Zahl der eingenommenen Arzneimittel«, sagt Jochen Schuler, engagierter Mitherausgeber von *Der Arzneimittelbrief*.[39]

Erkenntnisse aus der Medikations-Risiko-Darstellung zur medikamentösen Behandlung der COPD

1. Charakteristische Beschwerden werden den potenziell auslösenden Arzneimitteln zugeordnet. Eine Auswertung finden Sie auf den Seiten 104 bis 107.
2. Potenzielle Nebenwirkungen, die durch Arzneimittel zur Behandlung der COPD hervorgerufen werden können, werden dargestellt.
3. Medikamente, die grundsätzlich bei COPD-Belastungen Beschwerden auslösen können oder beispielsweise mit besonderer Vorsicht angewandt werden sollen, werden in der Medikations-Risiko-Analyse gekennzeichnet.
4. Vorsorglich werden diejenigen Medikamente markiert, die bei einer Medikationsänderung durch den Arzt nicht abrupt abgesetzt werden sollen.

Der anticholinerge Charakter in der Medikationszusammenstellung ist für COPD-Patienten sehr wichtig und hat eine besondere Bedeutung. Acetylcholin ist ein Botenstoff, der viele Funktionen im Körper hat, wie auf Seite 43 bereits beschrieben. Er ist unter anderem für die Befehle an die Muskeln oder Signalübertragungen im vegetativen Nervensystem zuständig. Wenn dieser Botenstoff aus medikamentösen Gründen oder aus Krankheitsgründen nicht in ausreichender Menge vorhanden ist, spricht man von einer anticholinergen Belastung.

Der umgekehrte Fall tritt ein, wenn der Botenstoff Acetylcholin für die bereits belasteten Atemorgane überhandnimmt. Dann können sich die Bronchien bei längerer Belastung zusammenziehen, mit der Folge, dass Betroffene nicht mehr genügend Atemluft haben. Nikotin wirkt hier vergleichbar wie Acetylcholin und kann bei entsprechender Exposition ebenfalls eine Bronchokonstriktion, also ein Zusammenziehen der Atemwege, auslösen. Wenn beispielsweise eine COPD ärztlich diagnostiziert ist, benötigt der Betroffene Wirkstoffe, die das Übermaß an Acetylcholin reduzieren: Diese inhalativen Arzneimittel haben einen anticholinergen Charakter.

Darüber hinaus können im Falle einer akuten Atemnot oder eines akuten Krankheitsschubs (Exazerbation), der die Krankheit dauerhaft verschlechtern kann, weitere Arzneimittel – möglicherweise vorübergehend – erforderlich sein. Dazu gehören beispielsweise inhalative Cortikosteroide (ICS) oder Antibiotika, um Entzündungssymptome und bakterielle Infektionen zu behandeln oder zu verhindern.

Zur Auswertung von Nebenwirkungen und der Beschwerdelage bei COPD

Im Folgenden habe ich Ihnen Nebenwirkungen sowohl von COPD-Arzneimitteln als auch diejenigen einer Begleitmedikation zusammengestellt, die einen Bezug zu Atembeschwerden bei COPD haben können.

1. Falls eine COPD vorliegen sollte (ärztliche Diagnose), sind diejenigen Arzneimittel gekennzeichnet (Punkt), die entsprechend der grafischen Auswertung ein medikamentöses Risiko bergen können. Ob dieses Risiko zum Tragen kommt, können in der Regel auch der Patient oder seine pflegenden Angehörigen beobachten.
2. Der anticholinerge Score (Seite 45) ist je Medikament gekennzeichnet und zusätzlich als Summe aufgeführt. Er ist der Ausdruck dafür, wie

stark anticholinerge Symptome (Tabelle Seite 44) durch eine Medikation beeinflusst werden können, wie etwa durch erhöhten Blutdruck, hohen Puls, Rhythmusstörungen, Desorientierung, Verwirrtheit oder Blaseninkontinenz. Zudem benötigen Patienten mit COPD inhalative (!) anticholinerg-wirkende Pharmaka, die eine bessere Bronchialerweiterung ermöglichen. Dies ist wesentlich mit kurz und lang wirksamen inhalativen Anticholinergika möglich, die für COPD-Patienten essenziell wichtig sind. Dieses Ziel wird mit inhalativen anticholinerg wirkenden Substanzen erreicht.

3. Der anticholinerge Score gilt nicht für Arzneimittel, die lokal inhalativ bei COPD verwendet werden! Hier wird im Wesentlichen zwischen lang wirksamen Wirkstoffen und solchen mit schnell einsetzender Wirkung im Bedarfsfall unterschieden. Wirkstoffe der Priscus-Liste, die für ältere Patienten wenig oder nicht geeignet sind, werden in der Medikations-Risiko-Darstellung gekennzeichnet.
4. Für den Fall einer Umgestaltung der Medikationszusammenstellung sind diejenigen Arzneimittel gekennzeichnet, die nicht abrupt abgesetzt werden sollen. Übrige Nebenwirkungen, die einen Bezug zur Verträglichkeit der Medikationszusammenstellung haben könnten, sind mit einem Punkt in der Grafik gekennzeichnet.

Bitte beachten Sie! Grundsätzlich dürfen bei allen Indikationen Medikationsänderungen ausschließlich nur durch den behandelnden Arzt oder die behandelnde Ärztin vorgenommen werden!

Leistungsumfang einer Medikations-Risiko-Darstellung bei COPD

Eine Medikations-Risiko-Darstellung bei COPD ist dann sinnvoll, wenn zusätzlich zur COPD weitere Erkrankungen medikamentös behandelt werden. Zum Thema COPD werden die Nebenwirkungen und die dazu passenden Beschwerden in der Tabelle auf der nächsten Seite analysiert.

Nebenwirkungen und Beschwerden	• Atembeschwerden • Husten • Atemnot • Bronchialspasmus • Dyspnoe (Kurzatmigkeit) • Allergie
Nebenwirkungen im Herz-Kreislauf-Bereich	• Herzinsuffizienz als Nebenwirkung • Brustenge (beispielsweise Angina pectoris) • Ödembildung
ZNS-Symptome als Nebenwirkungen von COPD-Arzneimitteln	• Kopfschmerzen • Angst • Depression • Benommenheit • Müdigkeit • Eisen- und Sauerstoffmangel
Schmerzen bei COPD und weitere Symptome	• Rückenschmerzen • Muskelschmerzen • Muskelverspannungen, Muskelkrämpfe • unruhige Beine (Restless Legs), Beinschmerzen
Inhalationsarzneimittel bei COPD-Anwendungen	• bei Bedarf oder akut • Dauertherapie • nicht akut anwenden • zeitlich begrenzt • bei Verdacht auf Infektion • Reserve-Arzneimittel • nicht indizierte Arzneimittel

Die Auswertung der bei einer COPD angewandten Inhalationsarzneimittel gibt Aufschluss darüber, ob die zugeordneten Arzneimittel die Bedingungen sowohl für eine Dauertherapie als auch für eine akut erforderliche Begleitmedikation erfüllen. Die analytische Auswertung berücksichtigt das qualitative Auftreten der genannten Nebenwirkungen sowie deren Quantität innerhalb der Medikation. Wahrscheinlichkeitsangaben über das Eintreten einer Nebenwirkung erfolgen nicht, weil eine bereits vorgetragene Beschwerde eine 100-prozentige Nebenwirkung darstellt. Wechselwirkungen werden gesondert aufgeführt.

Fazit: Ich halte die Chancen für eine verbesserte Lebensqualität durch diese Medikationsanalyse für sehr hoch, wenn es ärztlicherseits gelingt, auf Basis dieser Medikations-Risiko-Darstellung beispielsweise die Multimedikation zu verringern und die Anwendungsdosierungen anzupassen. Soweit sich die Optionen ergeben, können auch andere, geeignetere Medikamente zur Behandlung eingesetzt werden. Nicht indizierte Arzneimittel sollten identifiziert und danach nach Möglichkeit abgesetzt werden.

Muster einer Medikations-Risiko-Darstellung für die Indikation COPD

1. Abfrage der Beschwerden

Es werden zu Beginn der Medikations-Risiko-Darstellung die individuellen Beschwerden des Patienten durch ihn selbst oder mithilfe der pflegenden Angehörigen markiert (Chart Seite 103 oben). Die Beschwerdeliste und die markierten Beschwerden werden in den folgenden Charts im oberen Bereich durch einen Punkt bei den jeweiligen Beschwerden wiedergegeben.

2. Abgleich der Atembeschwerden mit den potenziell auslösenden Arzneimitteln der vorgelegten Medikation

Es handelt sich um die Medikation eines 60-jährigen polypharmazierten COPD-Patienten, der permanent Angst um seine Atemnot hatte. Der Blick in die obere Zeile des Charts auf Seite 103 unten gibt mit ihren Markierungen (rote Punkte) diejenigen Beschwerden wieder, die der Patient oder pflegende Angehörige zu Beginn gesetzt hat. In der linken Spalte ist die übermittelte Medikation mit den Wirkstoffnamen wiedergegeben. Die Zuordnung der Beschwerden zu den potenziell auslösenden Arzneimitteln ist im Tabellenfeld erkennbar, wenn man die Markierungen in der Spalte mit den Wirkstoffen in den Zeilen abgleicht.

Man erhält mehrere Informationen: Zum einen wird die markierte Beschwerdelage den potenziell auslösenden Arzneimitteln zugeordnet, zum anderen sind diejenigen Arzneimitteleigenschaften erkennbar, die keinen Bezug zu den Beschwerden haben. Außerdem findet man Informationen über den anticholinergen Wert einzelner Medikamente sowie Hinweise darüber, ob ein Wirkstoff in der Priscus-Liste aufgenommen ist. Diese Liste enthält eine Reihe von Medikamenten, die weniger für ältere Menschen geeignet sind und daher nicht oder gar nicht bei älteren Menschen angewandt werden sollten. In der unteren Zeile erfolgt eine Hierarchisierung der Beschwerden als Zahlenwert.

COPD_Symptome | COPD_Atembeschwerden | Text | WW | H.-K. / ZNS -Beschwerden | COPD - Inhalation | Schmerzen bei COPD

Atembeschwerden I COPD

- ● Atembeschwerden
- ○ Husten
- ● Atemnot / Atemdepression
- ○ Bronchospasmus
- ● Dyspnoe / Kuzatmigkeit
- ○ Allergie

Herz-Kreislauf-Nebenwirkungen

- ● Herzinsuffizienz / UAW
- ○ Brustenge? (AP?)
- ○ Ödembildung

ZNS -Symptome

- ● Kopfschmerz
- ● Angst
- ○ Depression
- ● Bewusstseinseintrübung / Benommenheit
- ● Müdigkeit

Schmerzen bei COPD

- ○ Rückenschmerzen
- ○ Muskelschmerzen
- ○ Schmerzen trotz Schmerzmittel
- ● Muskelverspannung / Muskelkrämpfe
- ○ Unruhige Beine / Restless Legs Beinschmerzen

Anlage 1

Die aufgeführten Symptome, die als zutreffend angekreuzt werden, sind auch als Nebenwirkungen bei diversen Arzneimitteln festzustellen. Bei polypharmazier Patienten ist es besonders sinnvoll, die Einflüsse weiterer Arzneimittel auf die charakteristischen Haupt- und Nebenerscheinungen bei COPD festzustellen. Falls diese Symptome den potenziell verursachenden Arzneimitteln zuordenbar sind, hat der Arzt die Möglichkeit, die Medikation gezielt anzupassen.

COPD_Symptome | COPD_Atembeschwerden | Text | WW | H.-K. / ZNS -Beschwerden | COPD - Inhalation | Schmerzen bei COPD

Mögliche Belastungen bei COPD

Anlage 2

COPD_Symptome - Beschwerdelage:	Atembeschwerde	Husten	Atemnot	Bronchospasmus	Dyspnoe / Kurzatmigkeit	Allergie	ACB Score[1]	Priscus-Liste	nicht abrupt absetzen[4]
	●		●		●				
Amitriptylin						●	3	2,00 *	
Atorvastatin		●			●	●			
Budesonid		●				●			
Dexamethason						●	1		●
Formoterol	●	●		●	●				
Sitagliptin									
Metamizol-Natrium						●			
Pantoprazol									
Pregabalin	●	●			●	●			
Tiotropiumbromid									
Tamsulosin					●				
11 Arzneimittel — Häufigkeit:	2	4		1	4	6	4	1	

3. Abgleich der Arzneimittel mit den Arzneimitteleigenschaften hinsichtlich der Belastung des Herz-Kreislauf-Systems sowie des zentralen Nervensystems der vorgelegten Medikation

In dem Chart auf Seite 105 oben werden COPD-bedingte Beeinträchtigungen und begleitende Nebenwirkungen in vergleichbarer Weise den potenziell auslösenden Arzneimitteln zugeordnet. In diesem Fall ist eine potenzielle arzneimittelbedingte Begünstigung einer medikamentös induzierten Herzinsuffizienz sichtbar, aber auch Angst, Benommenheit, Müdigkeit und Kopfschmerz.

4. Abgleich der Arzneimittel mit den Arzneimitteleigenschaften hinsichtlich einer inhalativen Therapie der vorgelegten Medikation

Ausgewertet wird im Chart auf Seite 105 unten die Risikolage analog zu den vorherigen Medikationsrisiken. Man sieht, dass die vorgelegte Medikation kein Arzneimittel enthält, das zur Akutbehandlung bei COPD geeignet beziehungsweise zugelassen ist. Im Falle einer akuten Luftnot (erste Spalte) wäre der Patient medikamentös nicht versorgt. Hier handelt es sich um eine medikamentöse Unterversorgung. Außerdem ist markiert, dass der Wirkstoff Budesonid für die Dauertherapie einer COPD nicht geeignet ist. Die Ausnahme sind besonders schwere Symptomatiken in der höchsten COPD-Stufe.

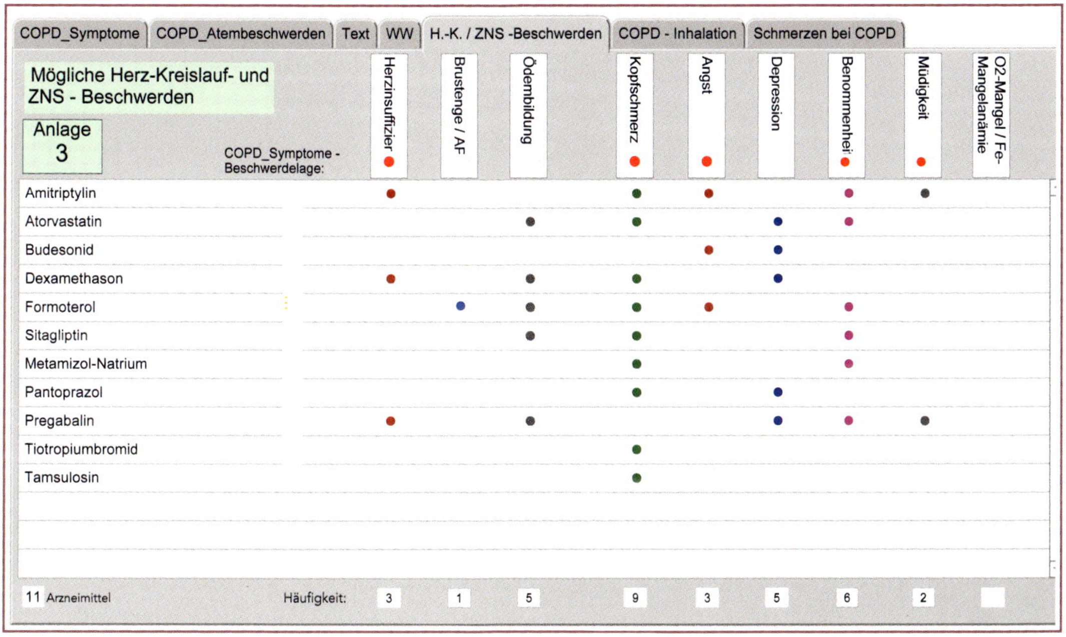
COPD_Symptome
COPD_Atembeschwerden
Text
WW
H.-K. / ZNS -Beschwerden
COPD - Inhalation
Schmerzen bei COPD
Mögliche Herz-Kreislauf- und ZNS - Beschwerden
Anlage 3
COPD_Symptome - Beschwerdelage:
Herzinsuffizier
Brustenge / AF
Ödembildung
Kopfschmerz
Angst
Depression
Benommenhei
Müdigkeit
O2-Mangel / Fe-Mangelanämie
Amitriptylin
Atorvastatin
Budesonid
Dexamethason
Formoterol
Sitagliptin
Metamizol-Natrium
Pantoprazol
Pregabalin
Tiotropiumbromid
Tamsulosin
11 Arzneimittel
Häufigkeit:
3
1
5
9
3
5
6
2

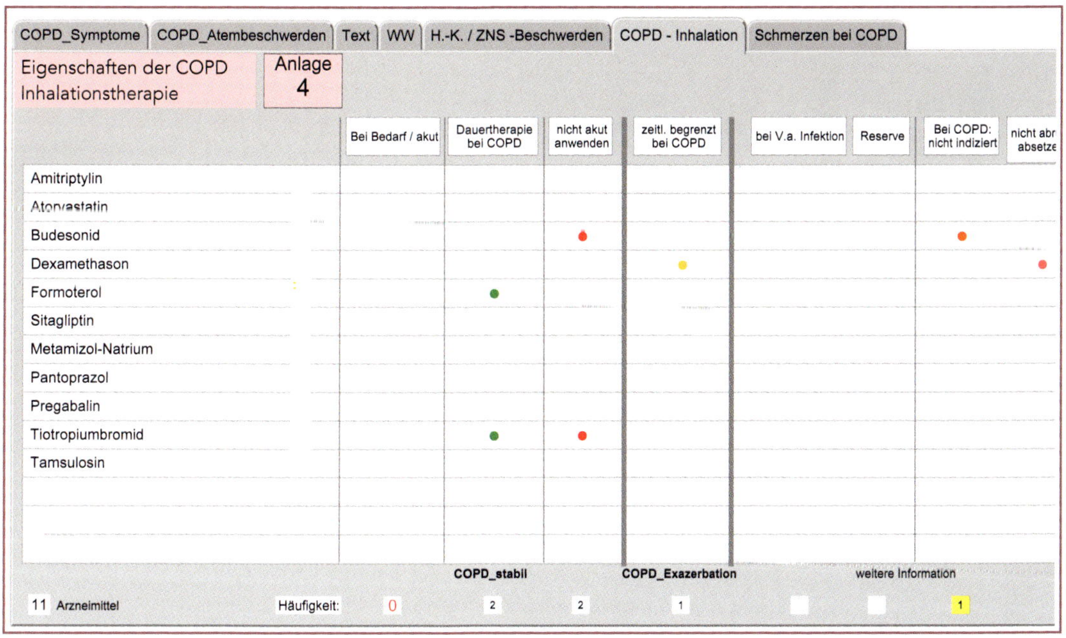
COPD_Symptome
COPD_Atembeschwerden
Text
WW
H.-K. / ZNS -Beschwerden
COPD - Inhalation
Schmerzen bei COPD
Eigenschaften der COPD Inhalationstherapie
Anlage 4
Bei Bedarf / akut
Dauertherapie bei COPD
nicht akut anwenden
zeitl. begrenzt bei COPD
bei V.a. Infektion
Reserve
Bei COPD: nicht indiziert
nicht abr absetze
Amitriptylin
Atorvastatin
Budesonid
Dexamethason
Formoterol
Sitagliptin
Metamizol-Natrium
Pantoprazol
Pregabalin
Tiotropiumbromid
Tamsulosin
COPD_stabil
COPD_Exazerbation
weitere Information
11 Arzneimittel
Häufigkeit:
0
2
2
1
1

5. Abgleich der Schmerzen mit den potenziell auslösenden Arzneimitteln der vorgelegten Medikation

In nebenstehendem Chart (Seite 107 oben) werden potenziell COPD-bedingte Schmerzen den potenziell auslösenden Arzneimitteln zugeordnet. Hier sind es insbesondere Muskelverspannungen und Muskelschmerzen.

6. Auffällige Wechselwirkungen

Das Chart auf Seite 107 unten zeigt Folgendes: **Pregabalin** und **Amitriptylin** sind zwei Antikonvulsiva (Mittel gegen Epilepsie und/oder zusätzlich gegen Schmerzen), die laut Fachinformationen eine respiratorische Insuffizienz fördern können. Respiratorische Insuffizienz bedeutet eine Störung der Atmung und damit eine Unterversorgung des Körpers mit Sauerstoff. Diese Wechselwirkung ist bei einem COPD-Patienten bestimmt unerwünscht. Die antikonvulsive Therapie aus dieser Medikation sollte von einem Facharzt für Epilepsie (Epileptologe) oder einem anderen Neurologen neu eingestellt werden. Die medikamentöse Belastbarkeit des Patienten hinsichtlich seiner Lungenerkrankung wird der Arzt mitberücksichtigen. Pregabalin und Amitriptylin haben beide zudem die Eigenschaft, die QT-Zeit in der Herztätigkeit zu verlängern. Dies kann zu Komplikationen bezüglich der regelmäßigen Herztätigkeit, wie beispielsweise Rhythmusstörungen, führen. Die zeitgleiche Verordnung sollte laut Fachinformationen vermieden werden.

Die Wirkung von **Atorvastatin**, einem Cholesterinsynthesehemmer, kann durch das Cortison Dexamethason verringert werden. Des Weiteren kann das Schmerzmittel Metamizol die Wirkung von Dexamethason ebenfalls verringern. Es ist eine Überlegung wert, Dexamethason durch ein anderes Cortison, welches einer entscheidend anderen Metabolisierung unterliegt, zu ersetzen. Dadurch können die genannten Wechselwirkungen im wahrsten Sinn des Wortes »entwickelt« werden. Hier muss der Arzt über das weitere Vorgehen entscheiden, wenn zwei Cortisone derzeit in Verwendung sind, wobei Dexamethason vorrübergehend und zeitlich begrenzt bei einer COPD-Exazerbation verwendet wird.

COPD_Symptome | COPD_Atembeschwerden | Text | WW | H.-K. / ZNS -Beschwerden | COPD - Inhalation | Schmerzen bei COPD

Mögliche Beschwerden durch Schmerzen bei COPD

Anlage 5

COPD_Symptome - Beschwerdelage:	Rückenschmerzen	Muskelschmerzen	Muskel-verspannung	Unruhige Beine / Restless Legs
Amitriptylin				
Atorvastatin	●		●	
Budesonid				
Dexamethason				
Formoterol		●	●	
Sitagliptin				
Metamizol-Natrium				
Pantoprazol		●		
Pregabalin	●	●	●	
Tiotropiumbromid				
Tamsulosin				
11 Arzneimittel – Häufigkeit:	2	3	3	

Amitriptylin

Wechselwirkungsqualität	Interaktionspartner	Begründung
vermeiden	Pregabalin	keine zeitgleiche Anwendung von Arzneimitteln, die ebenfalls das QT-Intervall verlänge
Wirkungsverstärkung	Dexamethason	Verstärkung zentraler und peripherer Effekte.
Wirkungsverstärkung	Pregabalin	zentral dämpfende Arzneimittel: gegenseitige Wirkungsverstärkung.

Atorvastatin

Wechselwirkungsqualität	Interaktionspartner	Begründung
Antagonisierung	Dexamethason	- CYP 3A4 Induktoren führen zu unterschiedlich starken Verringerung der Plasmakonzentrationen von Atorvastatin.
Antagonisierung	Metamizol-Natrium	- CYP 3A4 Induktoren führen zu unterschiedlich starken Verringerung der Plasmakonzentrationen von Atorvastatin.

Dexamethason

Wechselwirkungsqualität	Interaktionspartner	Begründung
Wirkungsminderung	Sitagliptin	BZ-senkende Wirkung kann abgeschwächt werden.
Wirkungsminderung	Metamizol-Natrium	Die Kortikoid-Wirkung kann vermindert werden.
physiolog. UAW	Amitriptylin	Zusätzliche Augeninnendrucksteigerungen möglich.

Bitte beachten Sie! Zum Gebrauch dieser Medikations-Risiko-Darstellung sei angemerkt, dass die Verwendung im Kontext eines Arztbesuches erfolgen muss! Eine selbstständige Medikationsanpassung durch Patienten oder pflegende Angehörige darf nicht erfolgen. Eine Medikationsanpassung ist nur dem behandelnden Arzt vorbehalten.

Fazit: Abschließend ist festzuhalten, dass die medikamentöse Therapie bei COPD einer engen medizinischen Überwachung bedarf, insbesondere bei polypharmazierten Patienten. Bei diesen Patienten sollte die zusätzliche Medikation für die weiteren chronischen Erkrankungen, insbesondere auf Neben- und Wechselwirkungen bezüglich der Herztätigkeit und der Atmung, überwacht werden.

Spezielle Informationen zu Asthma bronchiale

Der Schwerpunkt auf den folgenden Seiten liegt auf den asthmatischen Beschwerden bei polypharmazierten Patienten. Die Literatur verweist immer wieder darauf, dass Asthmapatienten eine sehr gute ärztliche Überwachung benötigen, insbesondere, weil sie durchaus einen täglichen Wechsel ihres Befindens erleben können. Diese Situation wird bei Patienten, die mehr als vier bis fünf Medikamente täglich einnehmen, umso sensibler, je mehr Nebenwirkungen dieser Zusatzmedikation das Asthmageschehen beeinflussen können. Pneumologen verweisen zu Recht darauf, dass Asthmapatienten so wenig Nebenwirkungen von Medikamenten spüren sollen, wie es eben möglich ist. Diese Forderung ist für polypharmazierte Patienten besonders wichtig, aber auch herausfordernd, weil sehr viele Medikamente ein Nebenwirkungsspektrum haben, welches das Asthmageschehen triggern, das heißt auslösen oder zumindest beeinflussen kann.

An dieser Stelle möchte ich betonen, dass in diesem Ratgeber nicht über verschiedene Asthmaformen und deren Entstehung berichtet wird, sondern über potenziell medikamentöse Risiken, die bei allen Asthmaformen ausgelöst werden können, sobald diese medikamentös behandelt werden. Insbesondere bei älteren Menschen, die aufgrund weiterer chronischer

Erkrankungen mehr Medikamente benötigen, sollte ein besonderes Augenmerk auf die Verträglichkeit geworfen werden. Die spezifischen Medikamente, die bei der Behandlung von Asthma bronchiale zum Einsatz kommen, wurden bereits im Abschnitt »Verträglichkeit und Effizienz in der medikamentösen Atemwegstherapie« auf den Seiten 90 und 91 beschrieben.

Eine Medikations-Risiko-Darstellung für Asthmatherapeutika ist bei polypharmazierten Patienten besonders sinnvoll. Bei dieser Verträglichkeitsanalyse werden alle Medikamente, die zusätzlich zur Asthmatherapie, also für weitere chronische Erkrankungen verordnet werden, im Kontext der Beschwerdelage des Patienten dargestellt. Der Patient oder die pflegenden Angehörigen sollten diese Darstellung dem behandelnden Arzt vorlegen. Dieser wird die »Engpässe«, die der Patient bestätigt, zu ändern versuchen, indem er beispielsweise die Eignung, die Dosierung oder auch die Indikationen der verwendeten Arzneimittel überprüft.

Leistungsumfang einer Medikations-Risiko-Darstellung bei Asthma bronchiale

Die Beschwerdelage bei Asthmapatienten, die zusätzlich polypharmaziert sind, also weitere Medikamente zur Behandlung von zusätzlichen chronischen Erkrankungen einnehmen, lässt sich in drei Bereiche aufteilen:

1. **Atembeschwerden:** Dazu gehören Husten, Atemnot und Atemdepression, Bronchospasmen (auch paradoxe, also widersprüchliche Bronchospasmen, die bei Anwendung eines Inhalationsmedikaments unerwartet auftreten können), Allergien und Brustenge (Angina pectoris).
2. **Beschwerden im Herz-Kreislauf-Bereich:** Es können Herzinsuffizienz als mögliche Nebenwirkung von Arzneimitteln auftreten, ebenso Kopfschmerzen, Schwellungen von Haut, Schleimhaut, Zunge, Lippen, Augenlidern und Kehlkopf (Angiödem) sowie Fieber und Tachykardie (hoher Puls, in der Regel über 100 Schläge pro Minute).
3. **Muskelbeschwerden:** Dazu gehören Muskelschmerzen, Muskelverspannungen, Muskelkrämpfe und Rückenschmerzen. Darüber hinaus sind ZNS-Beschwerden als potenzielle Nebenwirkungen von Medika-

menten abzuklären, wie Unruhe, Angst, Benommenheit und Bewusstseinseintrübung, Depression, Schwäche, Verwirrtheit, Schwindel und Parästhesie (Sensibilitätsstörungen als unangenehme, auch schmerzhafte körperliche Missempfindungen, die nicht durch äußere Reize entstehen).

Muster einer Medikations-Risiko-Darstellung für die Indikation Asthma bronchiale

1. Abfrage der Beschwerden

Es werden zu Beginn der Medikations-Risiko-Darstellung die individuellen Beschwerden des Patienten durch ihn selbst oder mithilfe der pflegenden Angehörigen markiert, wie in nebenstehendem Chart oben zu sehen ist. Zusätzlich sollte der Schweregrad der asthmatischen Erkrankung im Stufenverzeichnis festgehalten werden. Die Beschwerdeliste und die markierten Beschwerden werden in den folgenden Charts im oberen Bereich durch einen roten Punkt bei den jeweiligen Beschwerden wiedergegeben.

2. Abgleich der Atembeschwerden mit den potenziell auslösenden Medikamenten der vorgelegten Medikation

Es handelt sich um einen Asthmapatienten mit deutlichen Atemwegsbeschwerden. Die Begleitmedikation hat einen wesentlichen Anteil an diesen Beschwerden. Der Blick in die obere Zeile mit ihren Markierungen (rote Punkte, Chart Seite 111 unten) gibt diejenigen Beschwerden wieder, die der Patient oder der pflegende Angehörige zu Beginn gesetzt hat. In der linken Spalte ist die übermittelte Medikation mit den Wirkstoffnamen wiedergegeben. Die Zuordnung der Beschwerden zu den potenziell auslösenden Arzneimitteln ist im Tabellenfeld erkennbar, wenn man die Markierungen in der Spalte mit den Wirkstoffen in den Zeilen abgleicht. Man erhält mehrere Informationen: Zum einen wird die markierte Beschwerdelage den potenziell auslösenden Arzneimitteln zugeordnet, zum anderen sind diejenigen Arzneimitteleigenschaften erkennbar, die keinen Bezug zu den Beschwerden haben.

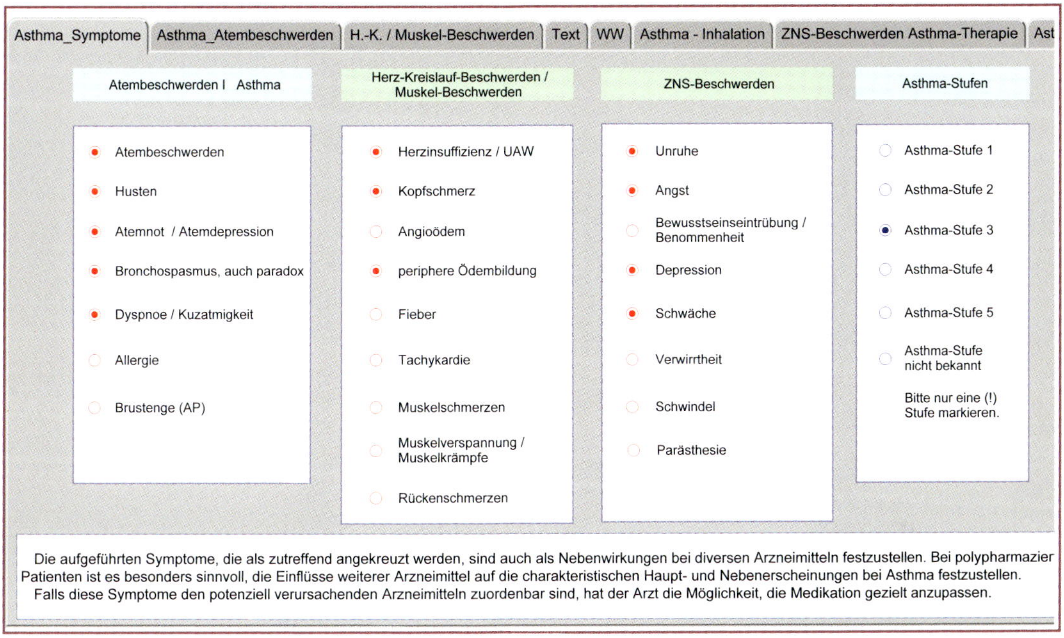
Asthma_Symptome
Asthma_Atembeschwerden
H.-K. / Muskel-Beschwerden
Text
WW
Asthma - Inhalation
ZNS-Beschwerden Asthma-Therapie
Ast
Atembeschwerden I Asthma
Herz-Kreislauf-Beschwerden / Muskel-Beschwerden
ZNS-Beschwerden
Asthma-Stufen
Atembeschwerden
Husten
Atemnot / Atemdepression
Bronchospasmus, auch paradox
Dyspnoe / Kuzatmigkeit
Allergie
Brustenge (AP)
Herzinsuffizienz / UAW
Kopfschmerz
Angioödem
periphere Ödembildung
Fieber
Tachykardie
Muskelschmerzen
Muskelverspannung / Muskelkrämpfe
Rückenschmerzen
Unruhe
Angst
Bewusstseinseintrübung / Benommenheit
Depression
Schwäche
Verwirrtheit
Schwindel
Parästhesie
Asthma-Stufe 1
Asthma-Stufe 2
Asthma-Stufe 3
Asthma-Stufe 4
Asthma-Stufe 5
Asthma-Stufe nicht bekannt
Bitte nur eine (!) Stufe markieren.
Die aufgeführten Symptome, die als zutreffend angekreuzt werden, sind auch als Nebenwirkungen bei diversen Arzneimitteln festzustellen. Bei polypharmazier Patienten ist es besonders sinnvoll, die Einflüsse weiterer Arzneimittel auf die charakteristischen Haupt- und Nebenerscheinungen bei Asthma festzustellen. Falls diese Symptome den potenziell verursachenden Arzneimitteln zuordenbar sind, hat der Arzt die Möglichkeit, die Medikation gezielt anzupassen.

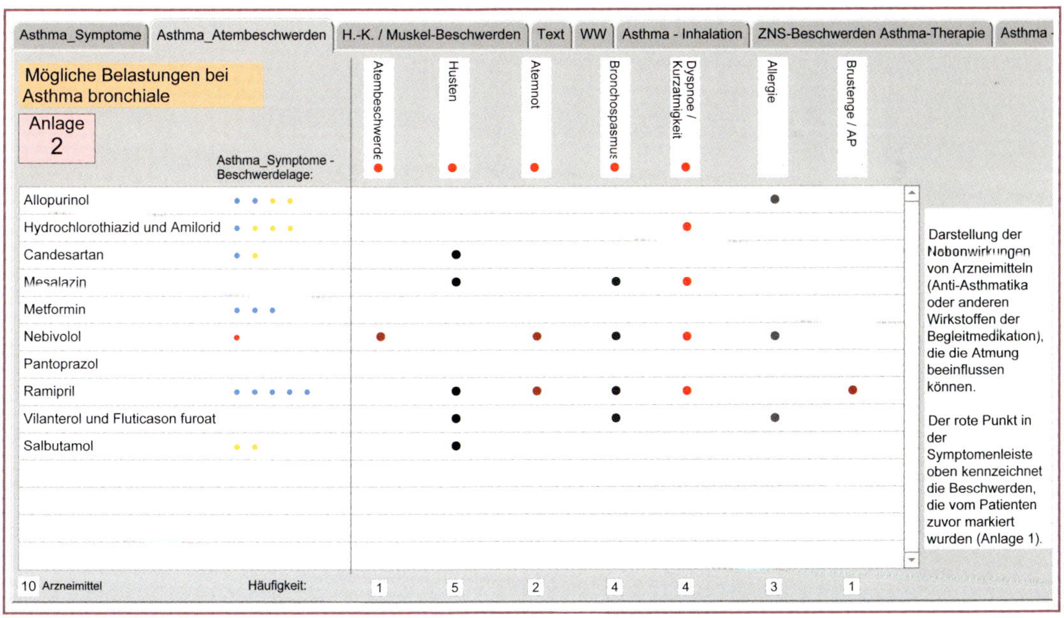
Asthma_Symptome
Asthma_Atembeschwerden
H.-K. / Muskel-Beschwerden
Text
WW
Asthma - Inhalation
ZNS-Beschwerden Asthma-Therapie
Asthma -
Mögliche Belastungen bei Asthma bronchiale
Anlage 2
Asthma_Symptome - Beschwerdelage:
Atembeschwerde
Husten
Atemnot
Bronchospasmus
Dyspnoe / Kurzatmigkeit
Allergie
Brustenge / AP
Allopurinol
Hydrochlorothiazid und Amilorid
Candesartan
Mesalazin
Metformin
Nebivolol
Pantoprazol
Ramipril
Vilanterol und Fluticason furoat
Salbutamol
10 Arzneimittel
Häufigkeit:
1
5
2
4
4
3
1
Darstellung der Nebenwirkungen von Arzneimitteln (Anti-Asthmatika oder anderen Wirkstoffen der Begleitmedikation), die die Atmung beeinflussen können.
Der rote Punkt in der Symptomenleiste oben kennzeichnet die Beschwerden, die vom Patienten zuvor markiert wurden (Anlage 1).

Für den Fachmann ist sofort auffällig, dass der Betablocker Nebivolol in dieser Medikation keinen Platz haben darf. Der Patient klagt bereits über Bronchospasmen. Nebivolol ist gerade bei Patienten mit Asthma bronchiale und Bronchospasmen kontraindiziert. Dieses Medikament müsste vom behandelnden Arzt umgehend aus der Medikation zwar nicht abrupt, aber dennoch sachgerecht entfernt werden.

3. Abgleich der Arzneimittel mit den Arzneimitteleigenschaften hinsichtlich der Belastung des Herz-Kreislauf-Systems sowie der muskulären Belastung

Auffällig ist in Anlage 3 (Chart Seite 113 oben) die Nebenwirkung Herzinsuffizienz bei Nebivolol, obwohl dieses Medikament zur Behandlung einer Herzinsuffizienz – zusätzlich zu einer Standardtherapie – zugelassen ist. Dennoch wird in der Fachinformation zu Nebivolol die Herzinsuffizienz paradoxerweise als Nebenwirkung angegeben. Nebivolol wird zusätzlich durch Sulfasalazin verstärkt.

4. Abgleich der Arzneimittel mit den Arzneimitteleigenschaften hinsichtlich der inhalativen Zuordnung

Die inhalative Asthmatherapie (Chart Seite 113 unten) enthält drei Wirkstoffe (inklusive Kombinationspräparate) zur Asthmabehandlung, die der Behandlungsleitlinie zur Diagnostik und Therapie von Patienten mit Asthma entsprechen. Zusätzlich gibt es additive Therapieformen für die höchste Therapiestufe. Diese Leitlinie wurde bei der AWMF, der Arbeitsgemeinschaft der Wissenschaftlichen Medizinischen Fachgesellschaften e. V., im Portal der wissenschaftlichen Medizin online veröffentlicht.[40] Demnach ist die medikamentöse Versorgung von Asthma bronchiale in der vorgelegten Medikation hinsichtlich der antiasthmatischen Arzneimittel in Ordnung.

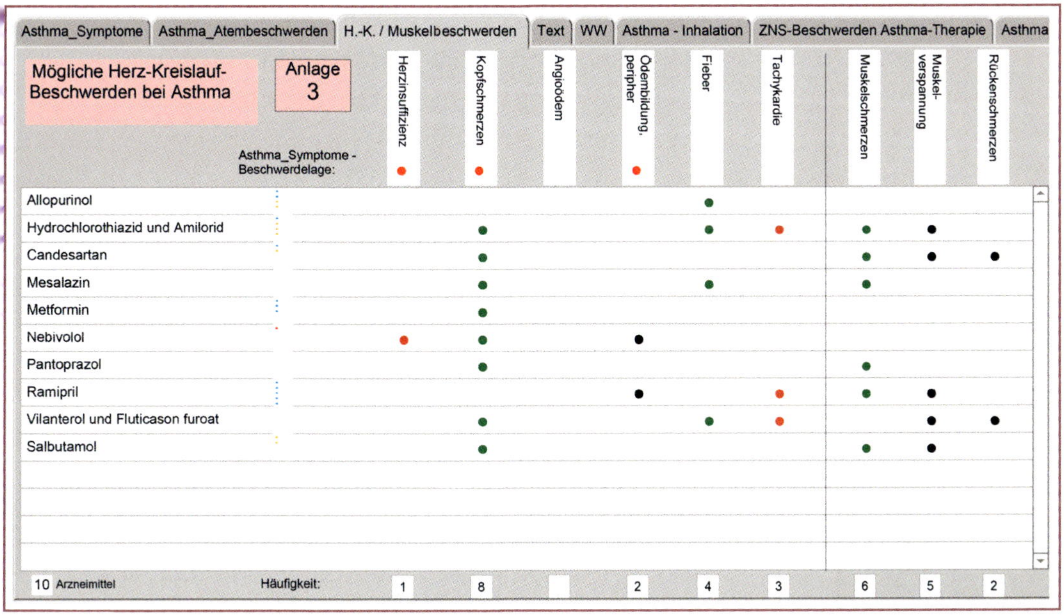
Asthma_Symptome
Asthma_Atembeschwerden
H.-K. / Muskelbeschwerden
Text
WW
Asthma - Inhalation
ZNS-Beschwerden Asthma-Therapie
Asthma
Mögliche Herz-Kreislauf-Beschwerden bei Asthma
Anlage 3
Asthma_Symptome - Beschwerdelage:
Herzinsuffizienz
Kopfschmerzen
Angioödem
Ödembildung, peripher
Fieber
Tachykardie
Muskelschmerzen
Muskel-verspannung
Rückenschmerzen
Allopurinol
Hydrochlorothiazid und Amilorid
Candesartan
Mesalazin
Metformin
Nebivolol
Pantoprazol
Ramipril
Vilanterol und Fluticason furoat
Salbutamol
10 Arzneimittel
Häufigkeit:
1
8
2
4
3
6
5
2

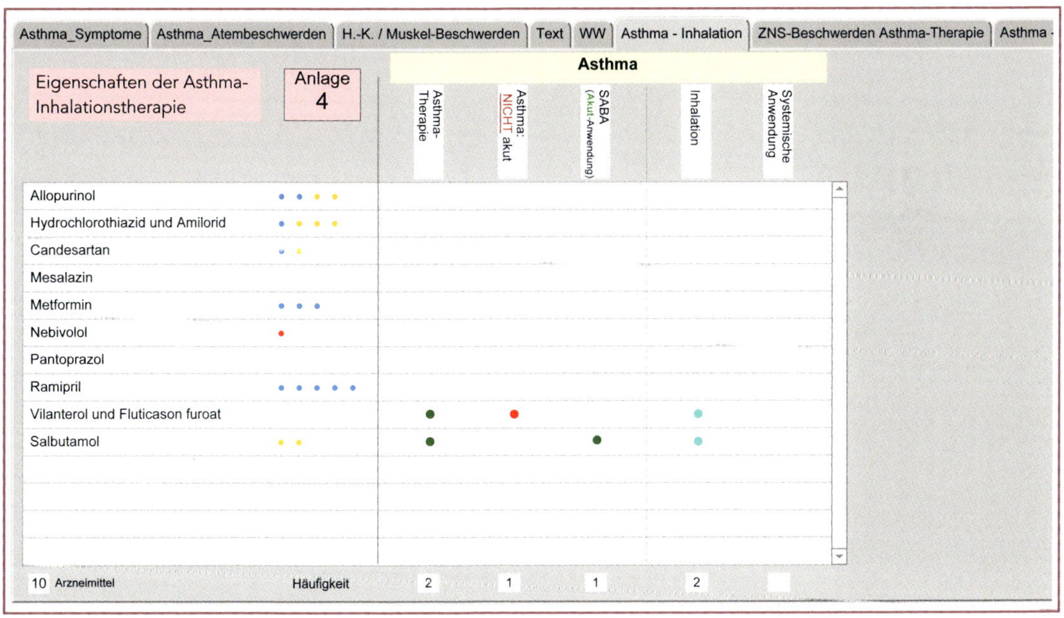
Asthma_Symptome
Asthma_Atembeschwerden
H.-K. / Muskel-Beschwerden
Text
WW
Asthma - Inhalation
ZNS-Beschwerden Asthma-Therapie
Asthma -
Eigenschaften der Asthma-Inhalationstherapie
Anlage 4
Asthma
Asthma-Therapie
Asthma: NICHT akut
SABA (Akut-Anwendung)
Inhalation
Systemische Anwendung
Allopurinol
Hydrochlorothiazid und Amilorid
Candesartan
Mesalazin
Metformin
Nebivolol
Pantoprazol
Ramipril
Vilanterol und Fluticason furoat
Salbutamol
10 Arzneimittel
Häufigkeit
2
1
1
2

5. Abgleich der Arzneimittelnebenwirkungen mit den Arzneimitteleigenschaften hinsichtlich der Belastung des zentralen Nervensystems

In der nachfolgenden Wechselwirkungsanalyse (Chart Seite 115 oben) wird festgestellt, dass Ramipril und Nebivolol problematische und für diese Indikation nicht geeignete Wirkstoffe darstellen. Im Nebenwirkungsspektrum bezüglich der ZNS-Belastung erkennt man bei diesen Medikamenten die zusätzlichen potenziellen Belastungen durch Depression, Angst sowie Unruhe.

6. Abgleich der Arzneimittel mit den Arzneimitteleigenschaften hinsichtlich der Belastung von weiteren asthmarelevanten Daten

Diese Darstellung (Chart Seite 115 unten) der potenziellen Beeinflussung von Laborwerten und weiteren kardiologischen Wirkstoffeigenschaften dient dem behandelnden Arzt zur Absicherung, dass beispielsweise kein eosinophiles Asthma (eine Form des schweren Asthmas) vorliegt, obwohl zwei Wirkstoffe (Mesalazin, Sulfasalazin) die Eosinophilie im Nebenwirkungsspektrum haben. Eosinophile sind eine Untergruppe der weißen Blutkörperchen und können eine besonders schwere Form von Asthma bronchiale auslösen, die häufig gut auf Glukokortikoide (Cortison) anspricht. Speziell dafür entwickelte neuere Präparate sind sogenannte Biologika, beispielsweise Mepolizumab und Dupilumab (Stand: 2022). Es handelt sich dabei um monoklonale Antikörper (die Endung -mab = monoclonal antibodies weist auf diese Arzneimittelgruppe hin). Reslizumab kann als Zusatztherapie bei Erwachsenen mit schwerem eosinophilem Asthma eingesetzt werden. Eine eventuell bestehende Eosinophilie kann der Arzt dann mithilfe geeigneter Laboruntersuchungen, beispielsweise des Sputums, feststellen.

Asthma_Symptome | Asthma_Atembeschwerden | H.-K. / Muskel-Beschwerden | Text | WW | Asthma - Inhalation | ZNS-Beschwerden Asthma-Therapie | Ast

Mögliche ZNS-Beschweren bei der Asthmatherapie — Anlage 5

	Rastlosigkeit Unruhe	Angst	Benommenheit	Depression	Schwäche Erschöpfung	Verwirrtheit	Schwindel	Parästhesie Missempfindungen
Asthma_Symptome - Beschwerdelage:	●	●		●	●			
Allopurinol			●	●	●		●	●
Hydrochlorothiazid und Amilorid	●		●	●		●	●	●
Candesartan							●	
Mesalazin							●	
Metformin							●	
Nebivolol				●		●	●	●
Pantoprazol				●		●	●	
Ramipril	●	●	●	●		●	●	●
Vilanterol und Fluticason furoat								
Salbutamol	●						●	
10 Arzneimittel Häufigkeit:	3	1	3	5	1	4	9	4

Asthma_Symptome | Asthma_Atembeschwerden | H.-K. / Muskel-Beschwerden | Text | WW | Asthma - Inhalation | ZNS-Beschwerden Asthma-Therapie | Asthma

Mögliche klinische Zeichen bei Asthma bronchiale — Anlage 6

Essenzielle medizinische Werte (Auswahl):	Eosinophilie	Hypokaliämie	QT-Zeitverlängerung	ACB Score[1]	Priscus-Liste	nicht abrupt absetzen[4]
Allopurinol						
Hydrochlorothiazid und Amilorid		●				
Candesartan						
Mesalazin	●					
Metformin				1		
Nebivolol						●
Pantoprazol		●				
Ramipril						
Vilanterol und Fluticason furoat			●			
Salbutamol		●	●			
10 Arzneimittel Häufigkeit:	1	3	2	1		

7. Wechselwirkungen von Nebivolol und Vilanterol

Die vorgelegte Medikation gibt weiterhin Anlass zur Analyse von Wechselwirkungen, insbesondere von zwei Verordnungen: Nebivolol und Vilanterol. Für den Asthmatiker ist natürlich die Information, dass Nebivolol und Vilanterol innerhalb der vorgelegten Medikation kontraindiziert sind, extrem wichtig. Nebivolol hebt die bronchienerweiternde Wirkung des Vilanterol auf; man spricht von einer Antagonisierung. Daher ist es durchaus erklärlich, dass der Patient über so breitgestreute Atembeschwerden klagt, die sich trotz klassischer Asthmamedikation nicht gebessert haben.

Metformin

Wechselwirkungsqualität	Interaktionspartner	Begründung
Engmaschige Überwachung	Hydrochlorothiazid und Amilorid	Diuretika: Beeinflussung der Nierenfunktion (z.B. Laktazidose). engmaschige Überwachung.
Engmaschige Überwachung	Ramipril	Beeinflussung der Nierenfunktion (z.B. Laktazidose). engmaschige Überwachung.
Engmaschige Überwachung	Candesartan	Beeinflussung der Nierenfunktion (z.B. Laktazidose). engmaschige Überwachung.
Engmaschige Überwachung	Vilanterol und Fluticasonfuroat	Häufigere Bestimmung des Blutzuckerspiegels.
Nierenbelastung durch Wechselwirkung	Hydrochlorothiazid und Amilorid	Diuretika: Beeinflussung der Nierenfunktion (z.B. Laktazidose). engmaschige Überwachung.
Nierenbelastung durch Wechselwirkung	Ramipril	Beeinflussung der Nierenfunktion (z.B. Laktazidose). engmaschige Überwachung.
Nierenbelastung durch Wechselwirkung	Candesartan	Beeinflussung der Nierenfunktion (z.B. Laktazidose). engmaschige Überwachung.

Nebivolol

Wechselwirkungsqualität	Interaktionspartner	Begründung
Kontraindikation	Vilanterol und Fluticasonfuroat	Die gemeinsame Gabe von Sympathomimetika kann die Wirkung von Betablockern kompensieren.
Maskierung von Nebenwirkungen	Metformin	Die Symptome einer Hypoglykämie können verschleiert werden.

8. Wechselwirkungen bezüglich des Herz-Kreislauf-Systems

Darüber hinaus enthält die vorgelegte Medikation weitere Arzneimittel zur Behandlung des Herzens und des Gefäßsystems einschließlich eines Diuretikums (Hydrochlorothiazid), eines ACE-Hemmers (Ramipril zur Behandlung einer gering bis mäßig ausgeprägten Herzinsuffizienz und des hohen Blutdrucks) und eines AT-I-Antagonisten, nämlich Candesartan (AT-I-Antagonisten und ACE-Hemmer gehören zur Gruppe der blutdrucksenkenden Arzneimittel.) Dieser hemmt ähnlich wie der ACE-Hemmer

Ramipril das Angiotensin-konvergierende Enzym. Man darf dies durchaus als Doppelverordnung bezeichnen. Es wird in den Fachinformationen ausdrücklich darauf hingewiesen, dass es keine Doppelverordnungen bezüglich des Renin-Angiotensin-Aldosteron-Systems geben soll (»keine duale Blockade des RAAS«).

Tatsächlich ist zu überlegen, ob Nebivolol und Ramipril aus der medikamentösen Therapie entfernt werden könnten, was natürlich ärztlich zu bestätigen ist. Dann nämlich sind viele pharmakologische Probleme auf einmal erledigt und die Asthmatherapie hat die Chance, sehr viel effizienter zu werden. Der kontraindizierte Betablocker (Nebivolol) sollte aus dieser Medikation sachgerecht entfernt werden und der in dieser Konstellation nicht hilfreiche ACE-Hemmer (Ramipril) ist eine vermeidbare Doppelverordnung. Ein zusätzlicher und sicher auch nützlicher Effekt ist zudem die geringere medikamentöse Nierenbelastung.

Die analytische Auswertung berücksichtigt das qualitative Auftreten der genannten Nebenwirkungen sowie deren Quantität innerhalb der Medikation. Wahrscheinlichkeitsangaben über das Eintreten einer Nebenwirkung erfolgen nicht, weil eine bereits vorgetragene Beschwerde eine 100-prozentige Nebenwirkung darstellt. Wechselwirkungen werden gesondert aufgeführt.

Fazit: Ich halte die Chancen für eine verbesserte Lebensqualität durch diese Medikationsanalyse für sehr hoch, wenn es ärztlicherseits gelingt, auf Basis dieser Medikations-Risiko-Darstellung beispielsweise die Multimedikation zu verringern und die Anwendungsdosierungen anzupassen. Andere, nicht geeignetere Medikamente zur Behandlung sollten abgesetzt werden ebenso nicht indizierte Arzneimittel, soweit sich diese Optionen ärztlicherseits ergeben.

Bitte beachten Sie! Die Verwendung der Medikations-Risiko-Darstellung darf nur im Kontext eines Arztbesuches erfolgen. Eine selbstständige Medikationsanpassung durch Patienten oder pflegende Angehörige darf nicht erfolgen. Diese ist nur dem behandelnden Arzt vorbehalten.

Herz-Kreislauf-Belastungen durch Arzneimittel

Herz-Kreislauf-Erkrankungen, beispielsweise Abweichungen vom normalen Blutdruck, Rhythmusstörungen, kurzzeitige Bewusstseinsaussetzungen (Synkopen), Tachykardie (Puls ± 100 Schläge pro Minute), eine Kreislaufschwäche beim Aufstehen und damit eine verbundene Sturzgefahr (orthostatische Hypotonie), können einerseits einen organischen Grund haben, andererseits gehören diese Beobachtungen auch in das Nebenwirkungsspektrum vieler Arzneimittel, weil diese in der Lage sind, physiologische Regelkreise zu stören oder sogar zu unterbrechen. Gerade bei polypharmazierten Patienten (Einnahme von mehr als vier bis fünf Arzneimittel pro Tag) erhöht sich das Risiko von vermeidbaren Nebenwirkungen, wenn diese sich beispielsweise addieren oder diese einer medikamentösen Behandlung spürbar im Weg stehen. Stark additionsfähig sind beispielsweise anticholinerge Nebenwirkungen von Arzneimitteln, die sich hinsichtlich des Herz-Kreislauf-Systems als Tachykardie, Rhythmusstörung oder erhöhter Blutdruck darstellen können. Weitere Erläuterungen zur anticholinergen Last finden Sie auf den Seiten 43 bis 45.

Erkenntnisse aus der Medikations-Risiko-Darstellung zur Indikation von Herz-Kreislauf-Erkrankungen

1. Charakteristische Beschwerden werden den potenziell auslösenden Arzneimitteln zugeordnet. Beispiele sind hier Atembeschwerden (Dyspnoe), Rhythmusstörungen, kurzzeitige Bewusstseinsstörungen (Synkopen), Herzinsuffizienz als Nebenwirkung, Vorhofflimmern als medikamentöse Nebenwirkung, Engegefühl und Schmerzen im Brustbereich sowie Herzrasen (Tachykardie).
2. Potenzielle Herz-Kreislauf-Belastungen, die durch Arzneimittel hervorgerufen werden können, werden dargestellt und bei mir als »Herz-Kreislauf-Essentials« bezeichnet. Es handelt sich um Wirkstoffeigenschaften, die vom Patienten nicht direkt beobachtbar sind, aber dennoch einen klaren Einfluss auf die Herztätigkeit haben. Diese Eigenschaften sind dem behandelnden Arzt aber bekannt.
3. Medikamente, die grundsätzlich bei Herz-Kreislauf-Beschwerden entsprechende Symptome auslösen können und die vom Patienten oder pflegenden Angehörigen beobachtet werden können oder beispiels-

weise mit besonderer Vorsicht angewandt werden sollen, werden gekennzeichnet.

4. Vorsorglich werden diejenigen Medikamente markiert, die bei einer Medikationsänderung durch den Arzt nicht abrupt abgesetzt werden sollen.
5. Medikamente der Priscus-Liste (Arzneimittel, die bei geriatrischen Menschen vermieden oder nur mit Vorsicht angewandt werden sollten) werden ebenso angezeigt.

Die anticholinerge Belastung in der Medikationszusammenstellung kann auch das Herz-Kreislauf-System betreffen. Wenn Arzneimittel der Grund dafür sind, dass zu wenig Acetylcholin im Körper vorhanden ist, können Symptome auftauchen, die die Herz-Kreislauf-Funktion beeinflussen, beispielsweise hoher Blutdruck, Herzrasen oder auch Rhythmusstörungen des Herzens. Alle anticholinergen Werte werden für die Medikation addiert. Der Additionswert wird im Auswertungschart unterhalb des ACB-Scores angezeigt. Der Wert »3« sollte in der Summe eigentlich nicht überschritten werden, da sowohl kognitive Einschränkungen oder sogar das Sterberisiko messbar erhöht werden können.[41]

Besonderheit Herzinsuffizienz

An dieser Stelle soll ein besonderer Blick auf das Thema Herzinsuffizienz geworfen werden. Die Herzinsuffizienz ist eine verbreitete, den Körper schwächende und kostenintensive Erkrankung. Sie geht einher mit komplexen Arzneimittelverordnungen inklusive eines großen Potenzials an Wechselwirkungen und weiteren Erkrankungen, die von einer Vielzahl von Ärzten mit teils uneinheitlichen Behandlungsmethoden therapiert wird. Die Beachtung der indikationsgebundenen Therapieleitlinien bei multimorbiden Patienten erschwert die Therapie zusätzlich. Für die mitentscheidende medikamentöse Therapie lohnt es sich, die passenden Wirkstoffe und deren Eignung und Risiken bezüglich einer Herzinsuffizienz als auch deren Wechselwirkungen genauer zu betrachten. Dies auch deshalb, weil viele betroffene Patienten zusätzlich freiverkäufliche Arzneimittel aus der Apotheke oder dem Drogeriemarkt einnehmen.

Zu den Symptomen einer Herzinsuffizienz[42] ganz allgemein gehören beispielsweise eine eingeschränkte körperliche Leistungsfähigkeit, Atembeschwerden bei Belastung (Belastungsdyspnoe), Ödembildung, Herzrhythmusstörungen und Tachykardie (Puls ± 100 Schläge pro Minute). Häufiges nächtliches Wasserlassen (Nykturie) ist ebenfalls ein mögliches Symptom einer Herzinsuffizienz. Die möglichen Ursachen: Im nächtlichen Ruhezustand strömt Gewebsflüssigkeit beispielsweise aus Ödemen in die Blutbahn zurück und wird dann über die Nieren ausgeschieden, was zum vermehrten Wasserlassen in der Nacht führt. Nicht alle genannten Beschwerden treten immer gleichzeitig auf; es können einzelne oder mehrere Symptome das Beschwerdebild prägen. Eine genaue Abgrenzung zu Links- oder Rechtsherzinsuffizienz nimmt der Kardiologe vor. Die hier beschriebenen Symptome werden auch als Nebenwirkungen bei vielen unterschiedlich gebräuchlichen Medikamenten in den Fachinformationen beschrieben. Genau aus diesem Grund ist es sinnvoll, die potenziell Nebenwirkungen auslösenden Medikamente in einer gesonderten Datenbank aufzunehmen und einer geeigneten Kodierung zuzuführen. Auf diese Weise können Patienten oder pflegende Angehörige eine Medikation auf Symptome hin analysieren lassen, die ebenfalls bei einer Herzinsuffizienz auftreten können. Es gibt natürlich Medikamente, die eine Herzinsuffizienz auslösen können und diese können bereits vor der Diagnose für andere bestehende Indikationen eingesetzt worden sein. Andererseits gibt es Medikamente, die zur Behandlung einer bestehenden oder neu diagnostizierten Herzinsuffizienz verwendet werden und paradoxerweise diese Herzinsuffizienz verschlechtern können. Die potenziell infrage kommenden Wirkstoffe können auf diese Weise zugeordnet werden.

In den letzten Jahren sind in der Medizin viele neue Medikamente gegen die Neubildung von Gewebe, gegen Tumoren entwickelt worden. Die Therapien mit sogenannten monoklonalen Antikörpern stellen zweifelsfrei einen erheblichen Fortschritt für die Krebsbehandlung dar, weil diese Therapien immer zielgerichteter werden. Die Wahrscheinlichkeit eines Behandlungserfolgs wird mit diesen Neuentwicklungen immer größer. Aber auch strukturelle Neuentwicklungen haben ihre Kehrseite, die jedoch durch eine gute ärztliche Kontrolle beherrschbar zu sein scheint. Eine der auffälligsten Nebenwirkungen vieler Chemotherapeutika ist eine Schädigung des Herzens. Und es sind nicht nur Chemotherapeutika, die herzschädigend sein können, sondern viele weitere Medikamente, die die Herzinsuffizienz als Nebenwirkung haben oder aber bei einer Herzinsuffizienz vermieden werden sollen, die erfassbar sind. Ob eine Herzinsuffizienz aufgrund von Symptomen, die Sie Ihrem Arzt schildern, vorliegt, diagnostiziert entweder Ihr Arzt oder der Kardiologe recht zügig. An einem Beispiel zeige ich eine Medikations-Risiko-Darstellung auf, die auf eventuell bestehende Symptome einer Herzinsuffizienz hinweist.

Leistungsumfang einer Medikations-Risiko-Darstellung bei Herz-Kreislauf-Erkrankungen

Zum Thema Herz-Kreislauf-Erkrankungen werden folgende Beschwerden und die dazu passenden Nebenwirkungen analysiert.

Nebenwirkungen im Herz-Kreislauf-Bereich	• fallender Blutdruck • steigender Blutdruck • Synkope (kurzzeitige Bewusstseinsaussetzung) • orthostatische Dysfunktion • Tachykardie (hoher Puls > 100 Schläge pro Minute) • Bradykardie (niedriger Puls < 50 Schläge pro Minute) • Palpitation (Herzklopfen) • Vorhofflimmern • Schwindel

Nebenwirkungen und Beschwerden bei Herzinsuffizienz	• Dyspnoe (Atemnot) • Arrhythmie • Angina pectoris • Ödembildung • Herzinsuffizienz als Nebenwirkung
Essenzielle medikamentöse Nebenwirkungen (ohne unmittelbare Beschreibung durch den Patienten)	• positive Inotropie (Kontraktionskraft des Herzens) • bei Herzinsuffizienz vermeiden • Kontraindikation bei Herzinsuffizienz • bei Herzinsuffizienz prüfen • negative Inotropie (Kontraktionskraft des Herzens) • QT-Zeitverlängerung[43] • cholinerge Last • nicht abrupt absetzen (wegen einer eventuellen Medikationsanpassung)

Unabhängig von der Indikation kommen Wechselwirkungen der verschriebenen Medikamente und natürlich auch die der angewandten frei verkäuflichen Arzneimittel hinzu. Für den Analysten ist es immer wieder spannend zu sehen, wie Wechselwirkungen in Medikationen Hinweise zur Beeinträchtigung des Therapiezieles geben können. Dazu gehören Wirkungsverstärkungen, Wirkungsminderungen, verstärkte Nebenwirkungen, aber auch Gegenanzeigen oder Hinweise auf Vermeidungen zur Kombination von Wirkstoffen. Anhand eines Medikationsbeispiels soll das Beschriebene anschaulicher werden.

Muster einer Medikations-Risiko-Darstellung für die Indikation Herz-Kreislauf-Erkrankungen und Herzinsuffizienz

Die folgende Medikations-Risiko-Darstellung für eine Medikation eines Patienten mit Herzinsuffizienz zeigt sowohl die medikamentösen Risiken als auch die Chancenpotenziale bei einer Medikationsanpassung. Welche Medikamente angepasst, ausgetauscht oder weggelassen werden, entscheidet aber der behandelnde Arzt, da er auch die Verantwortung für die Zusammenstellung der Medikation trägt.

1. Abfrage der Beschwerden

Bei genauer Betrachtung erkennt man, dass bereits eine Herzinsuffizienz nach den Angaben des Patienten oder pflegenden Angehörigen vorliegt. Die weiteren Beschwerden konzentrieren sich zum einen auf anticholinerge Belastungen als auch auf allgemeine Symptome einer Herzinsuffizienz.

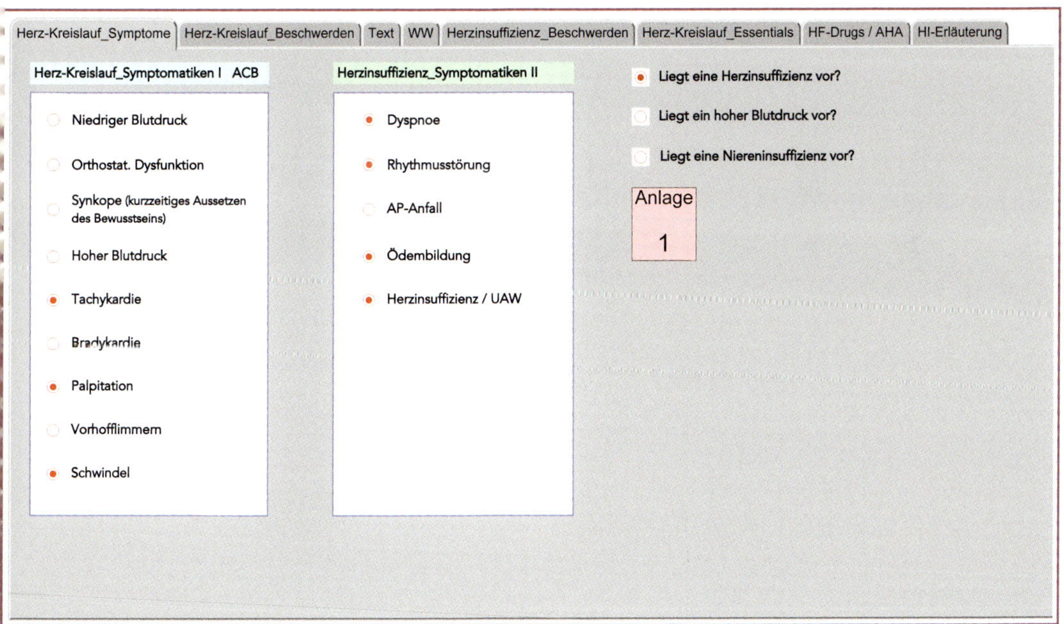

2. Zuordnung von Herz-Kreislauf-Symptomen

Das Chart auf Seite 125 oben stellt medikamentöse Risiken der angewandten Medikamente in Bezug zu den bereits genannten Beschwerden dar. So ist erkennbar, dass Herzrasen (Tachykardie), Herzklopfen (Palpitationen) und Schwindel einzelnen Wirkstoffen zuordenbar sind (roter Punkt in der oberen Beschwerdezeile). Andere Nebenwirkungen wären zwar möglich, sind jedoch vom Patienten oder den pflegenden Angehörigen nicht markiert worden, sodass davon auszugehen ist, dass diese in dieser Medikation nicht zutreffend sind.

3. Grundlegende Wirkstoffeigenschaften mit Bezug zu Herz-Kreislauf-Erkrankungen

Die im Chart auf Seite 125 unten gezeigten Essentials sind grundlegende Wirkstoffeigenschaften, die man nicht direkt als Beschwerde oder Nebenwirkung spüren kann. Es handelt sich vielmehr um Wirkstoffeigenschaften, bei denen der verschreibende Arzt die Eignung der Medikamente für die Therapie einer Herzinsuffizienz erkennen kann: In dieser Medikation sind zwei Wirkstoffe bei einer Herzinsuffizienz nicht nur zu meiden, sondern sie sind regelrecht kontraindiziert. Inwiefern eine geringere Kontraktilität des Herzens (negative Inotropie) von Wirkstoffen zur Behandlung einer Herzinsuffizienz tatsächlich nützlich ist, muss ebenfalls der behandelnde Arzt entscheiden. Dies bezieht sich auf die Wirkstoffe Amlodipin und Bisoprolol. Die QT-Zeitverlängerung bei Citalopram ist eher ein Beispiel für die Begünstigung von Herzrhythmusstörungen. Im Übrigen ist Citalopram bei einer offen zutage getretenen Herzinsuffizienz eher kontraindiziert.

Herz-Kreislauf_Symptome | Herz-Kreislauf_Beschwerden | Text | WW | Herzinsuffizienz_Beschwerden | Herz-Kreislauf_Essentials | HF-Drugs / AHA | HI-Erläuterung

Mögliche Herz-Kreislauf-Belastung durch Arzneimittel — Anlage 2

Herz-Kreislauf_Symptome:	RR kann fallen (niedriger RR)	Orthostatische Dysfunktion	Synkope	RR kann steigen (hoher Blutdruck)	Tachykardie	Bradykardie	Palpitation	Vorhofflimmern	Schwindel
					●		●		●
Amlodipin	●	●	●				●	●	●
Bisoprolol	●	●	●			●			●
Celecoxib				●	●		●		●
Citalopram	●		●		●	●	●		
Metildigoxin									●
Metformin									●
6 Arzneimittel — Häufigkeit / ACB-Score:	3	2	3	1	2	2	3	1	5

Herz-Kreislauf_Symptome | Herz-Kreislauf_Beschwerden | Text | WW | Herz-Kreislauf_Essentials | Herzinsuffizienz_Beschwerden | HF-Drugs / AHA | HI-Erläuterung

Mögliche Herz-Kreislauf-Belastung durch Arzneimittel — Anlage 3

	positiv inotrop	bei HI vermeiden	HI: Gegenanzeige	bei HI prüfen	negativ inotrop	Cave: dekompensierte Herzinsuffizienz	QT-Intervall-Verlängerung	ACB Score[1]	Priscus-Liste	nicht abrupt absetzen[4]
Amlodipin					●					
Bisoprolol				●	●					●
Celecoxib		●	●					1		
Citalopram				●		●	●	1		●
Metildigoxin									2,00 *	
Metformin		●	●	●				1		
6 Arzneimittel — Informationen für den Arzt / die Ärztin		2	2	3	2	1	1	3	1	

4. Zuordnung von allgemeinen Symptomen einer Herzinsuffizienz

Allgemeine Beschwerden bei einer Herzinsuffizienz wie Atemnot (Dyspnoe), Herzrhythmusstörungen, Wasseransammlung im Gewebe (Ödembildung) und die Herzinsuffizienz als Nebenwirkung werden im Chart auf Seite 127 oben dargestellt. Sie erkennen hier sofort die Zuordnung zu den potenziell auslösenden Medikamenten und können anhand Ihrer Medikation und der Medikations-Risiko-Darstellung einen ersten Eindruck erhalten, welche Wirkstoffe ein Risiko für eine Herzinsuffizienz darstellen, um dies mit Ihrem behandelnden Arzt zu besprechen.

Charakteristische Beschwerden einer Herzinsuffizienz, die gleichzeitig auch ein Teil des Nebenwirkungsspektrums vieler Medikamente widerspiegeln, können einen informellen Beitrag zu den auslösenden Wirkstoffen geben. In der vorliegenden Medikation stechen besonders die Herzrhythmusstörungen und die Ödembildung hervor. Schmerzmittel aus der Reihe der nichtsteroidalen Antirheumatika (NSAR) – hier Celecoxib – haben bei einem langen Gebrauch grundsätzlich einen negativen Einfluss auf die langfristige Integrität der Herzkraft.

5. Wechselwirkungen der Wirkstoffe einer vorgegebenen Medikation – Teil 1

Wechselwirkungen spielen bei allen Medikationen, die mehrere Medikamente enthalten, eine Rolle. Man sollte sie daher im Auge behalten. Bei der vorliegenden Medikation ist die Kombination eines Betablockers (Bisoprolol) mit einem Kalziumantagonisten (Amlodipin) zu vermeiden, da die Erregungsbildung des Herzens (Erregungsbildung ist jeweils für den nächsten Herzschlag erforderlich) und der Blutdruck beeinflusst werden. Eine zu starke Senkung des Blutdrucks ist in dieser Medikation nicht erwünscht. Die Wechselwirkungen von Celecoxib und den weiter genannten Agenzien fallen nicht so stark ins Gewicht.

Herz-Kreislauf_Symptome | Herz-Kreislauf_Beschwerden | Text | WW | Herzinsuffizienz_Beschwerden | Herz-Kreislauf_Essentials | HF-Drugs / AHA | HI-Erläuterung

Mögliche Beschwerde - auslösende Arzneimittel - Herzinsuffizienz -

Anlage 3

Herzinsuffizienz_Symptome:	Dyspnoe ●	Rhythmus-Störung ●	Angina pectoris Nebenwirkung	Ödembildung ●	Herzinsuffizienz Nebenwirkung ●
Amlodipin	●	●		●	
Bisoprolol					
Celecoxib	●	●		●	●
Citalopram		●		●	
Metildigoxin		●			
Metformin					
6 Arzneimittel Häufigkeit:	2	4		3	1

Amlodipin

Wechselwirkungsqualität	Interaktionspartner	Begründung
Wirkungsverstärkung	Bisoprolol	Wirkungsverstärkung der RR-Senkung.

Bisoprolol

Wechselwirkungsqualität	Interaktionspartner	Begründung
vermeiden	Amlodipin	Zu vermeiden wegen: negativer Beeinflussung der atrioventrikulären Erregungsbildung und des Blutdrucks.
verstärkte UAW	Metildigoxin	Senkung der Herzfrequenz; Verlängerung der atrioventrikulären Erregungsleitungszeit.
Wirkungsverstärkung	Amlodipin	erhöhtes Hypotonierisiko
Wirkungsverstärkung	Amlodipin	Verstärkte RR-senkende Wirkung
Wirkungsverstärkung	Citalopram	Verstärkte RR-senkende Wirkung
Maskierung von Nebenwirkungen	Metformin	Eine Hypoglykämie kann cachiert werden

Celecoxib

Wechselwirkungsqualität	Interaktionspartner	Begründung
Wirkungsverstärkung	Bisoprolol	Erhöhte Plasmaspiegel von CYP 2D6 Substraten sind möglich.
Wirkungsverstärkung	Citalopram	Erhöhte Plasmaspiegel von CYP 2D6 Substraten sind möglich.
Wirkungsminderung	Bisoprolol	Die Wirkung von Antihypertensiva kann vermindert werden.
Wirkungsminderung	Amlodipin	Die Wirkung von Antihypertensiva kann vermindert werden.

6. Wechselwirkungen der Wirkstoffe einer vorgegebenen Medikation – Teil 2

Die weiteren Wirkstoffe zeigen Interaktionen, die für den Arzt interessant sein können, sofern beim Patienten diesbezügliche Risiken feststellbar sind und diese durch die genannten Wechselwirkungen beeinflussbar sind. Bei der Betrachtung von Wechselwirkungen ist die Aufmerksamkeit des behandelnden Arztes unerlässlich, weil nur er feststellen kann, ob eine Wechselwirkung für den Patienten eine spezielle Bedeutung hat. Ansonsten sind Wechselwirkungen – mit Ausnahme der Kontraindikationen und Vermeidungen – immer individuell zu beurteilen.

Die analytische Auswertung berücksichtigt das qualitative Auftreten der genannten Neben- und Wechselwirkungen sowie deren Quantität innerhalb der Medikation. Der behandelnde Arzt kann diese Informationen patientenindividuell verwerten und bei Bedarf die Medikation anpassen.

Citalopram

Wechselwirkungsqualität	Interaktionspartner	Begründung
verstärkte UAW	Celecoxib	Vorsicht bei Wirkstoffen, die das Blutgerinnungsrisiko erhöhen können.
Vorsicht bei älteren Patienten	Celecoxib	Vorsicht bei gleichzeitiger Anwendung von Arzneimitteln, die die Krampfschwelle herabsetzen können.

Metformin

Wechselwirkungsqualität	Interaktionspartner	Begründung
Engmaschige Überwachung	Celecoxib	Beeinflussung der Nierenfunktion (z.B. Laktazidose). engmaschige Überwachung.
Nierenbelastung durch Wechselwirkung	Celecoxib	Beeinflussung der Nierenfunktion (z.B. Laktazidose). engmaschige Überwachung.

Metildigoxin

Wechselwirkungsqualität	Interaktionspartner	Begründung
verstärkte UAW	Celecoxib	Kalium erhöhende Wirkstoffe: Verminderte positiv inotrope Wirkung.
Wirkungsverstärkung	Bisoprolol	Verstärkung der bradykardisierenden Wirkung.

Fazit: Grundsätzlich eignet sich die Medikations-Risiko-Darstellung zum Erkennen derartiger und anderer Risiken insbesondere dann, wenn ein Patient von mehreren Ärzten behandelt wird. Es werden risikobehaftete Medikamente im Kontext der Patientenbeschwerden gekennzeichnet. Dieses Ziel sollte dann auch bei den weiteren Indikationen, die ich beispielhaft hier besprochen habe, beachtet werden. Wahrscheinlichkeitsangaben über das Eintreten einer Nebenwirkung erfolgen nicht, weil eine bereits vorgetragene Beschwerde eine 100-prozentige Nebenwirkung darstellt. Wechselwirkungen werden gesondert aufgeführt.

Ich halte die Chancen für eine verbesserte Lebensqualität durch diese Medikationsanalyse für sehr hoch, wenn es ärztlicherseits gelingt, auf Basis dieser Medikations-Risiko-Darstellung beispielsweise die Multimedikation zu verringern, die Anwendungsdosierungen anzupassen oder andere, geeignetere Medikamente zur Behandlung einzusetzen sowie nicht indizierte Arzneimittel abzusetzen, soweit sich diese Optionen ärztlicherseits ergeben.

Vorsicht bei freiverkäuflichen Arzneimitteln!

Bevor Sie sich dazu entscheiden, freiverkäufliche Arzneimittel oder CAMs (complementary and alternative medicine) einzusetzen, sollte Ihr behandelnder Arzt grundsätzlich informiert und um Rat gefragt werden. Es gibt zwar eine Reihe von CAMs, die eine Wirkung auf den Blutdruck oder das Herz-Kreislauf-System haben, dennoch ist das Zusammenwirken mit verordnungsfähigen Wirkstoffen problematisch.

Weit verbreitete CAMs sind beispielsweise Johanniskraut, Grapefruitsaft, Ginseng, Weißdorn-Arten und Traubensilberkerze. Die betroffenen verordnungsfähigen Wirkstoffe bei Herzinsuffizienz können sein: Fingerhut (Digoxin), ACE-Hemmer, Betablocker, Kalziumantagonisten, Amiodaron (ein Antiarrhythmikum) und gerinnungshemmende Arzneimittel. Die Kombination trägt zu potenziellen, nur schwer berechenbaren Wechselwirkungen innerhalb der Medikation bei.

Kognitionsstörung durch Arzneimittel

Kognitionsstörungen beziehen sich auf Nebenwirkungen von Medikamenten, die einen konkreten Einfluss auf das zentrale Nervensystem haben. Die nachfolgend aufgeführten Nebenwirkungen von zentralwirksamen Wirkstoffen können sich bei einer Multimedikation häufen und dann von Betroffenen oder pflegenden Angehörigen als Auffälligkeit wahrgenommen werden. Insbesondere hat die anticholinerge Belastung (Seite 44) einen additiven Charakter und kann zentral unterschiedliche Symptome auslösen oder verstärken, wie beispielsweise Desorientierung, Unruhe oder Benommenheit. Welche Art dieser unerwünschten Nebenwirkungen eintritt, ist nicht vorhersehbar. Medikamente mit anticholinerger Last, aber auch andere Wirkstoffe sind in der Lage, Leistungen des zentralen Nervensystems zu beeinflussen – gewollt als bewusster Bestandteil der Therapie oder ungewollt als Nebenwirkung.

Leistungsumfang einer Medikations-Risiko-Darstellung bei Kognitionsstörungen

Zum Thema Kognitionsstörung durch Arzneimittel werden folgende Nebenwirkungen und die dazu passenden Beschwerden analysiert.

Nebenwirkungen und Beschwerden	• Verwirrtheit • Konzentrationsstörung • Desorientierung • Gedächtnisstörung • Unruhe • Müdigkeit • Benommenheit • Halluzination • Aggression • Reizbarkeit

Weitere medikationsbezogene Nebenwirkungen und Beschwerden	• Demenz als Nebenwirkung von Arzneimitteln • Angst • Depression • Hyponatriämie • zentral gedämpft • anticholinerge Last • Priscus-Liste (Negativ-Liste für Wirkstoffe bei geriatrischen Patienten)

Die analytische Auswertung berücksichtigt das qualitative Auftreten der genannten Nebenwirkungen sowie deren Quantität innerhalb der Medikation. Wahrscheinlichkeitsangaben über das Eintreten einer Nebenwirkung erfolgen nicht, weil eine bereits vorgetragene Beschwerde eine 100-prozentige Nebenwirkung darstellt. Die Medikations-Risiko-Darstellung ist keine Diagnose, sondern dient als Gesprächsvorlage beim Arzt. Diagnosen stellt grundsätzlich nur der behandelnde Arzt.

Fazit: Ich halte die Chancen für eine verbesserte Lebensqualität durch diese Medikationsanalyse für sehr hoch, wenn es ärztlicherseits gelingt, auf Basis dieser Medikations-Risiko-Darstellung beispielsweise die Multimedikation zu verringern und die Anwendungsdosierungen anzupassen. Andere, geeignetere Medikamente zur Behandlung können ärztlicherseits geprüft und nicht indizierte Arzneimittel sollten abgesetzt werden, soweit sich diese Optionen ergeben.

Schmerzen trotz oder durch Arzneimittel

Die Behandlung von Schmerzen ist eine Herausforderung an die medikamentöse Therapie, weil insbesondere im Alter Schmerzen unterschiedlich wahrgenommen werden. Kraftlosigkeit, Schwindel, Schlaflosigkeit, Appetitmangel und die Verknüpfung mit der eigenen Biografie können die

Schmerzcharakteristik beeinflussen. Das Verhältnis zu Schmerzen kann als eigene Schwäche, als Angst vor Kontrollverlust über die eigene Gesundheit oder vor Nebenwirkungen einer Schmerztherapie wahrgenommen werden.

Die Betreuung von Schmerzpatienten sollte immer von einer guten Schmerzanamnese und einem gut vorbereiteten Gespräch begleitet sein. Es sollte besprochen werden, wie, wo, wann und wie oft die Schmerzen auftreten. Die Verwendung einer visuellen oder numerischen Analogskala zur Erfassung der Schmerzstärke hilft, diese genauer einzuschätzen. Mit diesen Informationen kann der Arzt die Schmerztherapie gestalten. Auch Krankheiten selbst können als Schmerzursache genannt werden, dazu gehören beispielsweise Arthrose, chronifizierter Schmerz, Tumorschmerzen oder eine chronische rheumatoide Arthritis.

Für den Betroffenen ist im Einzelfall auch die Identifizierung von Durchbruchschmerzen (Schmerzspitzen trotz starker analgetischer Behandlung) wichtig, damit eine entsprechende Bedarfsmedikation bereitgestellt werden kann. Dazu gibt es beispielsweise sogenannte mobile Schmerzpumpen, die eine individuelle, vom Patienten gesteuerte Dosierung des Schmerzmittels unter der Haut (subkutan) oder intravenös erlauben. Das System wird als »patientengesteuerte Analgesie» bezeichnet (PCA = patient controlled analgesia). Eine PCA-Pumpe kann auch außerhalb des Krankenhauses eingesetzt werden und erhöht sowohl die Mobilität des Patienten als auch die Behandlungsflexibilität von Durchbruchschmerzen. Letztere können trotz ausreichender Dosierung eines Schmerzmittels hin und wieder auftreten. In diesem Fall kann der Patient selbst eine kurzzeitige und angepasste Dosiserhöhung an der PCA-Pumpe einstellen. Der zusätzliche Dosierungsbedarf wird ärztlich kontrolliert. Es sollte außerdem stets überprüft werden, ob auch oder zusätzlich nicht medikamentöse Schmerzbehandlungen durchgeführt werden können. Dazu gehören Massagen, Entspannungstechniken, Krankengymnastik, Schwimmen und Akupunktur.

Eine Medikations-Risiko-Darstellung legt in ihrer Analyse von Schmerzmitteln innerhalb einer Medikation dar, ob und welche Kombinationen

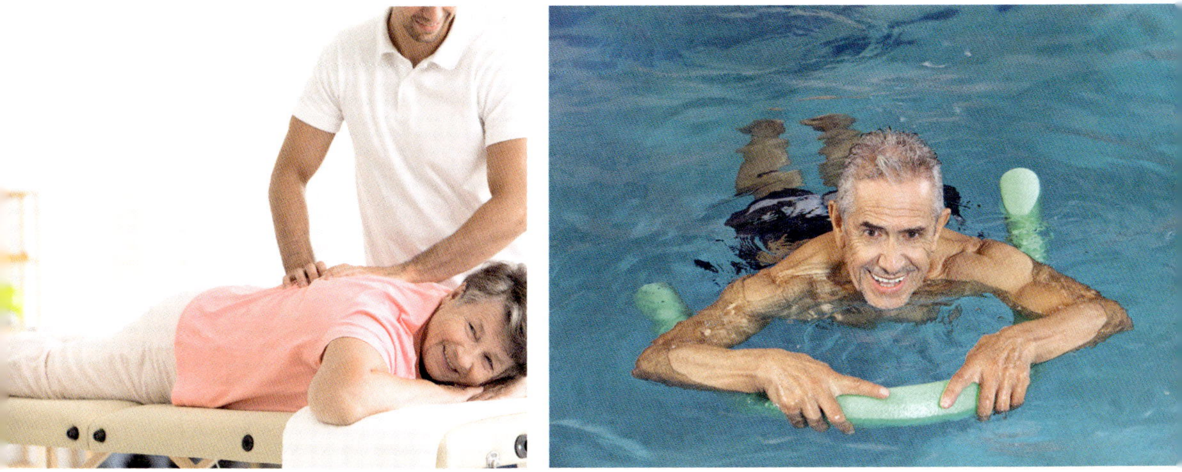

Es gibt viele Möglichkeiten, Schmerzen auch ohne Medikamente entgegenzuwirken, zum Beispiel mit Schwimmen, Massagen, Akupunktur oder Entspannungstechniken.

für die Schmerztherapie nachteilig sein können. In diesen Fällen können Schmerzen möglicherweise nicht mit der vorgelegten Medikation beherrscht werden und Patienten klagen dann über verbleibende Schmerzen. Das medikamentöse Risiko liegt dann eher bei einer zweifelhaften Kombination von Opioiden, wie es leider durchaus vorkommt. Außerdem werden bei polypharmazierten Patienten auch Medikamente verabreicht, die ihrerseits Schmerzen als Nebenwirkung auslösen können. Diese betreffen dann oft die Bewegungsorgane.

Eine Medikations-Risiko-Darstellung hinsichtlich einer unzureichenden Schmerztherapie hat das Ziel, medikamentöse Hindernisse in der Schmerztherapie offenzulegen, die die Behandlung beeinträchtigen oder Schmerzen auslösen können.

Einteilung der Schmerzmittel nach dem WHO-Stufenschema

Für die medikamentöse Schmerztherapie werden die Schmerzmittel je nach Art nach dem WHO-Stufenschema eingeteilt.

1. **WHO-Stufe 1:** Nichtopioide wie nicht steroidale Antirheumatika (NSAR); dazu gehören beispielsweise Diclofenac, Ibuprofen, Metamizol, Paracetamol und andere
2. **WHO-Stufe 2:** schwache Opioide wie beispielsweise Tramadol, Tilidin, Dihydrocodein
3. **WHO-Stufe 3:** starke Opioide wie beispielsweise Morphin oder Fentanyl und viele andere
4. **WHO-Stufe 4:** parenteral applizierte starke Schmerzmittel, die beispielsweise über eine Infusion zugeführt werden

Zu jeder Stufe können sogenannte Adjuvanzien hinzukommen. Dies sind Arzneimittel mit weiteren Indikationen, welche die Schmerztherapie unterstützen können. Schmerzmittel können in der Regel untereinander kombiniert werden – mit einer wichtigen Ausnahme: Wirkstoffe der WHO-Stufe 2 und 3 sollen nicht untereinander kombiniert werden. Der Grund liegt in einer potenziellen Wirkungsminderung, sodass eine medikamentöse Schmerztherapie nicht ausreichend greift und der Patient weiterhin Schmerzen hat.

Eine Kombination von mehreren nicht steroidalen Antirheumatika, also einfachen Schmerzmitteln, ist meist nicht sinnvoll und wird nicht empfohlen. Hingegen ist die zusätzliche Anreicherung der medikamentösen Therapie mit Adjuvanzien, wie Antidepressiva, Antikonvulsiva und Antiepileptika, Cortison oder Bisphosphonaten (Medikamente zur Hemmung des Knochenabbaus) oft sehr hilfreich, um Schmerzen umfangreicher behandeln zu können. Bei starken Schmerzen können diese Adjuvanzien die Analgetika-Therapie unterstützen, weil sie zum Teil eine eigene analgetische Wirkung haben.

Leistungsumfang einer Medikations-Risiko-Darstellung bei Schmerzen trotz oder durch Arzneimittel

Vor einer Medikationsanalyse ist es immer sehr sinnvoll, nach der Stärke des Schmerzes zu fragen. Dies geschieht mit einem Hilfsmittel, nämlich der analogen Schmerzskala. Um es greifbarer für Sie zu machen, schildere ich ein Beispiel: Wie stark ist Ihr unangenehmster Schmerz, den Sie täglich verspüren? Kreuzen Sie dann die Zahl in der analogen Schmerzskala an, die Ihrem persönlichen Empfinden entspricht.

schwach		mittel		stark			sehr stark		unerträglich
1	2	3	4	5	6	7	8	9	10

Ihre Angaben nutzt der behandelnde Arzt, um die Schmerzen richtig einzuordnen und eine Therapie festzulegen. Wenn Nebenwirkungen auftreten, helfen die nachfolgenden Angaben entweder für eine gesonderte Medikations-Risiko-Darstellung mit der Zuordnung der potenziellen medikamentösen Auslöser oder Sie berichten diese Nebenwirkungen direkt dem Arzt.Zum Thema Schmerzen werden folgende Nebenwirkungen und die dazu passenden Beschwerden analysiert.

<table>
<tr>
<td>Nebenwirkungen und Beschwerden bei Anwendung von starken Analgetika (Opioide)</td>
<td>• Hautreaktionen
• Juckreiz
• Nesselsucht
• Ödembildung
• Angst
• Atemnot
• Verwirrtheit
• Schwäche
• Darmbeschwerden
• Verstopfung
• Harnverhalt</td>
</tr>
</table>

Nebenwirkungen und Beschwerden bei Anwendung von einfachen Analgetika (NSAR)	• Gelenk- und Muskelschmerzen • Rückenschmerzen • Gelenkschwellungen • Muskelkrämpfe • Erkrankung der Muskelfasern • Auflösung von Muskelfasern • Brustenge (zum Beispiel Angina pectoris)
Essenzielle pharmakologische Eigenschaften (ohne unmittelbare Beschreibung durch den Patienten)	• Zuordnung des Wirkstoffes zu den WHO-Stufen 1, 2 oder 3 • Wirkstoffe, die eine Natriummangelerscheinung erzeugen können (Hyponatriämie) • serotonerge Wirkstoffe • Arzneimittel mit Abhängigkeitspotenzial • anticholinerge Arzneimittel (mit ACB-Score) • Priscus-Liste (Negativ-Liste für Wirkstoffe bei geriatrischen Patienten) • Arzneimittel, die nicht abrupt abgesetzt werden sollen

Die analytische Auswertung berücksichtigt das qualitative Auftreten der genannten Nebenwirkungen sowie deren Quantität innerhalb der Medikation. Wahrscheinlichkeitsangaben über das Eintreten einer Nebenwirkung erfolgen nicht, weil eine bereits vorgetragene Beschwerde eine 100-prozentige Nebenwirkung darstellt. Die Medikations-Risiko-Darstellung ist keine Diagnose, sondern dient als Gesprächsvorlage beim Arzt. Diagnosen stellt grundsätzlich nur der behandelnde Arzt.

Fazit: Ich halte die Chancen für eine verbesserte Lebensqualität durch diese Medikationsanalyse für sehr hoch, wenn es ärztlicherseits gelingt, auf Basis dieser Medikations-Risiko-Darstellung beispielsweise die Multimedikation zu verringern, und die Anwendungsdosierungen anzupassen. Andere, besser geeignetere Medikamente zur Behandlung können eingesetzt werden und nicht indizierte Arzneimittel sollten abgesetzt werden, soweit sich diese Optionen für den Arzt ergeben.

Magen-Darm-Beschwerden durch Arzneimittel

Mit der Einnahme von Arzneimitteln gehören gastrointestinale Beschwerden zu den recht häufigen Nebenwirkungen. Insbesondere bei polypharmazierten älteren Patienten steigt die Belastung des Magen-Darm-Trakts durch die Einnahme vieler Arzneimittel an. Um selbst Magen- und Darmreizungen vorzubeugen, ist es ausgesprochen ratsam, dass Sie nicht nur zur Einnahme von Medikamenten viel Wasser trinken, sondern grundsätzlich eine ausreichende Trinkmenge Wasser pro Tag bereitstellen – und tatsächlich auch trinken! Am Abend sehen Sie dann, wie viel Wasser Sie wirklich getrunken haben. Die Trinkmenge Wasser ist gerade bei polypharmazierten Patienten extrem wichtig, weil dadurch die Wirkstoffe im Körper verdünnt werden. Eine geringere Konzentration der potenziell schädlichen Wirkstoffe löst auch geringere Nebenwirkungen aus, als wenn diese durch Wassermangel konzentriert im Körper wirken.

Leistungsumfang einer Medikations-Risiko-Darstellung bei gastrointestinalen Beschwerden durch Arzneimittel

Zum Thema gastrointestinale Beschwerden durch Arzneimittel werden folgende Nebenwirkungen und die dazu passenden Wirkstoffe analysiert.

Nebenwirkungen und deren Symptome im Magen-Darm-Trakt	• Übelkeit • Erbrechen • erhöhter Speichelfluss • Magenbeschwerden

	• Magendruck • Mundtrockenheit • Geschmacksstörungen
Weitere Nebenwirkungen und gastrointestinale Beschwerden	• Muskelschmerzen • Völlegefühl • Appetitlosigkeit • Durchfall • Blähungen • Verstopfung • Magen-Darm-Krämpfe

Die analytische Auswertung berücksichtigt das qualitative Auftreten der genannten Nebenwirkungen sowie deren Quantität innerhalb der Medikation. Wahrscheinlichkeitsangaben über das Eintreten einer Nebenwirkung erfolgen nicht, weil eine bereits vorgetragene Beschwerde eine 100-prozentige Nebenwirkung darstellt. Die Medikations-Risiko-Darstellung ist keine Diagnose, sondern dient als Gesprächsvorlage beim Arzt. Diagnosen stellt grundsätzlich nur der behandelnde Arzt.

Fazit: Ich halte die Chancen für eine verbesserte Lebensqualität durch diese Medikationsanalyse für sehr hoch, wenn es ärztlicherseits gelingt, auf Basis dieser Medikations-Risiko-Darstellung beispielsweise die Multimedikation zu verringern und die Anwendungsdosierungen anzupassen. Andere, geeignetere Medikamente sollten zur Behandlung geprüft werden und nicht indizierte Arzneimittel sollten abgesetzt werden, soweit sich diese Optionen für den Arzt ergeben.

Das Serotoninsyndrom

Das Serotoninsyndrom ist ein Krankheitsbild, das ausschließlich durch Medikamente verursacht wird. Serotonin ist ein Neurotransmitter, also ein Botenstoff, der im zentralen und peripheren Nervensystem aktiv ist. Er reguliert zentral die Aufmerksamkeit, die Stimmung und die Thermoregulation, sofern dieser Botenstoff innerhalb der physiologischen Konzentration vorhanden ist. In der Peripherie hilft Serotonin, die Magen-Darm-Tätigkeit und auch die Blutgerinnung sowie die Funktionen der Haut und der Skelettmuskulatur zu regulieren. Durch bestimmte Arzneimittel kann dieses System gestört werden, wenn die Konzentration von Serotonin überhöht ist. Es entsteht ein sehr ernsthaftes Krankheitsbild, das durch folgende Symptome gekennzeichnet ist: Beispielsweise können Durchfall, Fieber und Hyperthermie (Körpererwärmung, die nicht durch Fieber verursacht wird), Herzrasen, Schwitzen, Verwirrung, Zittern und Muskelzuckungen auftreten. Das Symptomenspektrum wird in mentale, autonome und neuromuskuläre Nebenwirkungen aufgeteilt, die Sie nochmals in der nachfolgenden Tabelle finden. Grundsätzlich ist das Serotoninsyndrom lebensbedrohlich und muss ärztlich behandelt werden.

Auslösende Arzneimittelgruppen können beispielsweise sein: bestimmte Antidepressiva (SSRI, SNRI), aber auch Johanniskraut und MAO-Hemmer sowie Triptane (gegen Migräne), Tramadol (Schmerzmittel der WHO-Stufe 2) und natürlich Drogen. Da das Serotoninsyndrom ausschließlich durch Medikamente erzeugt wird, sollten insbesondere Patienten, die polypharmaziert sind, eine regelmäßige ärztliche Kontrolle durchführen.

Leistungsumfang einer Medikations-Risiko-Darstellung bei einem vermuteten Serotoninsyndrom

Zum Thema Serotoninsyndrom durch Arzneimittel werden folgende Nebenwirkungen und die dazu passenden Beschwerden analysiert.

Mentale Beschwerden	• Reizbarkeit • Angst • Verwirrtheit • Desorientierung
Autonome Beschwerden	• Herzrasen • Erbrechen

	• Durchfall • übermäßiges Schwitzen • Fieber
Neuromuskuläre Beschwerden	• Störung der Bewegungskoordination • Zittern der oberen Gliedmaßen • Muskelsteifheit • einzelne Muskelzuckungen • erhöhte Reflexbereitschaft

Die analytische Auswertung berücksichtigt das qualitative Auftreten der genannten Nebenwirkungen sowie deren Quantität innerhalb der Medikation. Wahrscheinlichkeitsangaben über das Eintreten einer Nebenwirkung erfolgen nicht, weil eine bereits vorgetragene Beschwerde eine 100-prozentige Nebenwirkung darstellt. Die Medikations-Risiko-Darstellung ist keine Diagnose, sondern dient als Gesprächsvorlage beim Arzt. Diagnosen stellt grundsätzlich nur der behandelnde Arzt.

Fazit: Ich halte die Chancen für eine verbesserte Lebensqualität durch diese Medikationsanalyse für sehr hoch, wenn es ärztlicherseits gelingt, auf Basis dieser Medikations-Risiko-Darstellung beispielsweise die Multimedikation zu verringern und die Anwendungsdosierungen anzupassen. Andere, geeignetere Medikamente zur Behandlung sollten ärztlicherseits geprüft und nicht indizierte Arzneimittel sollten abgesetzt werden, soweit sich diese Optionen für den Arzt ergeben.

Schwindel durch Arzneimittel

Sehr viele ältere Menschen leiden unter Schwindel. Einerseits ist dies dem Alter geschuldet, andererseits ist auffällig, dass gleichzeitig viele Betroffene auch viele Arzneimittel einnehmen und damit polypharmaziert sind. Sie nehmen in der Regel mehr als fünf bis sechs Arzneimittel täglich ein.

Arzneimittel können Schwindel auslösen. Die Frage ist aber, warum und welche Medikamente sind in der individuellen Medikation dafür potenziell mit verantwortlich? Da es unterschiedliche Ursachen des Schwindels gibt – durch das Gleichgewichtsorgan im Innenohr, durch optische Informationen und durch Muskeln und Gelenke –, haben Arzneimittel gleich mehrere Angriffsflächen, um potenziell Schwindel auslösen zu können. Bei Patienten, die mehrere oder viele Arzneimittel zu sich nehmen, ist das Risiko erhöht. Eine grundsätzlich sinnvolle Maßnahme seitens des Arztes ist die Reduzierung von zu vielen Arzneimitteln, wenn denn eine Multimedikation vorliegt und dies medizinisch zu vertreten ist.

Meine Medikations-Risiko-Darstellung zeigt in unterschiedlichen Aspekten, welche potenziellen Risiken hinsichtlich des Eintretens von Schwindel gegeben sein können. Der Schwindel als charakteristische Nebenwirkung bei Arzneimitteln ist sehr häufig. Gerade deshalb ist es sinnvoll, auch weitere Nebenwirkungen, die ihren Beitrag zum Schwindel leisten können, offenzulegen.

Die anticholinerge Last (Seite 44) trägt durch ihre zentrale Belastung zur Desorientierung und zum Schwindel bei, sollte sie bei mehreren verordneten Arzneimitteln gleichzeitig aktiv zum Zuge kommen. Arzneimittel mit einem möglichen ohrenschädlichen (ototoxischen) Einfluss auf das Innenohr sollten schließlich vom Arzt als potenzieller Auslöser von Schwindel mit ins Kalkül gezogen werden. Ebenso diejenigen Arzneimittel, die eine ototoxische Aktivität maskieren (verdecken) können. Der Hals-Nasen-Ohren-Arzt kann durchaus weiterführende differenzierte Diagnosen bezüglich des Schwindels stellen.

In der Leistungsbeschreibung zu meiner Medikations-Risiko-Darstellung werde ich weitere Eigenschaften zur Analyse hinzuziehen. Informationen zum Schwindel bei älteren Menschen findet man reichlich im Internet – leider werden diesbezüglich die potenziell infrage kommenden Arzneimittel nicht erwähnt.

Leistungsumfang einer Medikations-Risiko-Darstellung bei Schwindel

Zum Thema Schwindel werden folgende Nebenwirkungen und die dazu passenden Beschwerden analysiert.

Nebenwirkungen von Arzneimitteln, die einen Einfluss haben können	• Gleichgewichtsstörungen • Schwindel • Verwirrtheit • Desorientierung • Benommenheit • Müdigkeit • niedriger Blutdruck und Blutdruckschwankungen • orthostatische Beschwerden • verlangsamter Herzschlag
Weitere Nebenwirkungen	• Sehstörungen • Verschwommenheit • Doppeltsehen • Konzentrationsstörungen • zentrale Dämpfung • niedriger Blutdruck • Unterzuckerung • Bewegungsstörungen
Essenzielle Arzneimitteleigenschaften und deren Eignung für ältere Menschen	• anticholinerge Last (ACB-Score) • Hyponatriämie (Natriummangelerscheinung), die für Ältere zum Beispiel zu Muskelschwäche, Gangunsicherheit und der damit verbundenen Fallneigung führt • Priscus-Liste (Negativ-Liste für Wirkstoffe bei geriatrischen Patienten)

Weitere essenzielle Nebenwirkungen	• Arzneimittel mit ototoxischem Potenzial (gehörschädigende Eigenschaft, die das Innenohr und die Sinneszellen des Gleichgewichtsorgans betreffen) • Medikamente, welche die gehörschädigenden Eigenschaften anderer Medikamente maskieren (verdecken), sodass eine potenzielle Ototoxie nicht bemerkt wird • Angst und Angstgefühle • Depression

Die analytische Auswertung berücksichtigt das qualitative Auftreten der genannten Nebenwirkungen sowie deren Quantität innerhalb der Medikation. Wahrscheinlichkeitsangaben über das Eintreten einer Nebenwirkung erfolgen nicht, weil eine bereits vorgetragene Beschwerde eine 100-prozentige Nebenwirkung darstellt. Die Medikations-Risiko-Darstellung ist keine Diagnose, sondern dient als Gesprächsvorlage beim Arzt. Diagnosen stellt grundsätzlich nur der behandelnde Arzt.

Fazit: Ich halte die Chancen für eine verbesserte Lebensqualität durch diese Medikationsanalyse für sehr hoch, wenn es ärztlicherseits gelingt, auf Basis einer Medikations-Risiko-Darstellung beispielsweise die Multimedikation zu verringern, die Anwendungsdosierungen anzupassen oder nicht indizierte Arzneimittel abzusetzen, soweit sich diese Optionen für den behandelnden Arzt ergeben, oder andere, geeignetere Medikamente zur Behandlung einzusetzen.

Schlafstörungen durch Arzneimittel

Von einer Schlafstörung spricht man, wenn eine Person mindestens dreimal wöchentlich über einen Monat lang Probleme mit dem Ein- oder Durchschlafen hat. Einschlafstörungen liegen vor, wenn mehr als eine halbe Stunde bis zum Einschlafen vergeht. Von Durchschlafstörungen spricht man, wenn nach einem nächtlichen Aufwachen mehr als eine halbe Stunde vergeht, bis der Betroffene wieder einschlafen kann. Die Folgen von Schlafstörungen können Konzentrationsstörungen, Müdigkeit, Reizbarkeit und Störungen des Gedächtnisses (Kurzzeitgedächtnis) sein. Viele Wirkstoffe können eine Schlaflosigkeit (Insomnie) mitverursachen oder auch der alleinige Grund dafür sein. Bei multimedizierten Patienten kommen wahrscheinlich mehrere Medikamente infrage, die eine Schlafstörung als Nebenwirkung verzeichnen.

Besondere Vorsicht ist bei speziellen Arzneimitteln angebracht, die nur kurzfristig (beispielsweise vier Wochen, inklusive zwei Wochen Ausschleichphase) und laut Zulassung nur zur Behandlung von klinisch bedeutsamen Schlafstörungen angewendet werden dürfen. Es handelt sich hier im Wesentlichen um sogenannte »Z-Substanzen«, wie Zolpidem, Zaleplon und Zopiclon, einerseits und andererseits um kurzwirksame Benzodiazepine, wie Oxazepam, Lormetazepam, Flurazepam, Nitrazepam, Flunitrazepam, Temazepam, Triazolam, Brotizolam. Diese Substanzen haben ein erheblich hohes Abhängigkeitspotenzial (»eingebaute Nachfrage«), das schon nach wenigen Tagen akut wird. Die Anwendung derartiger Schlaf-, Einschlaf- und Durchschlafmittel bedarf selbstverständlich der ärztlichen Verordnung und ist ausschließlich nur bei Schlafstörungen von klinisch bedeutsamem Schweregrad zugelassen. Die Absetzphase beginnt spätestens 14 Tage nach der Ersteinnahme und sollte dann nach weiteren 14 Tagen abgeschlossen sein. Wörtlich heißt es im Text einer Fachinformation:

»Auch beim plötzlichen Beenden einer kürzeren Behandlung kann es vorübergehend zu Absetzerscheinungen (Rebound-Phänomenen) kommen, wobei die Symptome, die zu einer Behandlung mit Benzodiazepinen oder Benzodiazepin-ähnlichen Wirkstoffen führten, in verstärkter Form wieder auftreten können«.[44]

Empfehlungen für eine gute Schlafhygiene

Betroffene sollten neben der ärztlich begleiteten Medikationsanpassung bei Bedarf versuchen, durch Maßnahmen zur Schlafhygiene ihre Situation zu verbessern. Die vielen angebotenen Hinweise können manchmal verwirrend sein. Wenn man sich zunächst auf wenige wirksame Regeln konzentriert, kann sich der Erfolg schneller einstellen. Eine sinnvolle Maßnahme zur Vorbereitung auf den Schlaf ist beispielsweise der Verzicht auf zu langes Fernsehen und auf Alkohol am Abend. Stattdessen bietet sich das Bücherlesen sowie das Hören von individuell angenehmer Musik an.

Diesen Satz sollte man einmal in Ruhe auf sich wirken lassen. Kann es wirklich sein, dass es einem nach dem Absetzen derartiger Schlafmittel schlechter geht als vorher? Ein kritischer Blick auf die Nutzenbeschreibung dieser Wirkstoffe ist unerlässlich und sollte zu einem genaueren Hinterfragen durch den Patienten beim verordnenden Arzt führen.

Lesen Sie den Beipackzettel genau durch und sprechen Sie Ihren Arzt an, wenn Sie Fragen zur Anwendung haben. Ob mit diesen Arzneimitteln eine dauerhafte Lösung verbunden ist, ohne dass eine Abhängigkeit für Sie eintritt, sollte Ihr Arzt entscheiden und Ihnen auch begründen. Da in der Klinik andere Betreuungsmöglichkeiten durch Ärzte bestehen, sollten diese Hinweise insbesondere für den ambulanten Bereich gelten. Allerdings verändern sich die Wirkstoffeigenschaften nicht, wenn diese Substanzen in der Klinik oder ambulant eingesetzt werden! Für bereits abhängige Patienten kann je nach individueller Lage die Frage der Entwöhnung bestehen, die im Einzelfall mit einer erheblichen Verbesserung der Lebensqualität einhergehen kann. Wenden Sie sich dazu an Ihren behandelnden Arzt.

Leistungsumfang einer Medikations-Risiko-Darstellung bei Schlafstörungen

Zum Thema Schlafstörung durch Arzneimittel werden folgende Nebenwirkungen und die dazu passenden Beschwerden analysiert.

Nebenwirkungen und Beschwerden	• Wachheit im Sinne von Schlaflosigkeit • Schläfrigkeit • Müdigkeit • Muskelkrämpfe • unruhige Beine (Restless Legs) • Unruhe • Depression • Tachykardie (Puls > 100 Schläge pro Minute)
Essenzielle medikamentöse Nebenwirkungen (ohne unmittelbare Beschreibung durch den Patienten)	• anticholinerge Last (ACB-Score) • Priscus-Liste (Negativ-Liste für Wirkstoffe bei geriatrischen Patienten) • Arzneimittel mit potenziellem Abhängigkeitspotenzial • QT-Zeit verlängernde Arzneimittel[45] • Arzneimittel mit serotonergem Nebenwirkungspotenzial • Arzneimittel, die nicht abrupt abgesetzt werden sollen

Die analytische Auswertung berücksichtigt das qualitative Auftreten der genannten Nebenwirkungen sowie deren Quantität innerhalb der Medikation. Wahrscheinlichkeitsangaben über das Eintreten einer Nebenwirkung erfolgen nicht, weil eine bereits vorgetragene Beschwerde eine 100-prozentige Nebenwirkung darstellt. Die Medikations-Risiko-Darstellung ist keine Diagnose, sondern dient als Gesprächsvorlage beim Arzt. Diagnosen stellt grundsätzlich nur der behandelnde Arzt.

Fazit: Ich halte die Chancen für eine verbesserte Lebensqualität durch diese Medikationsanalyse für sehr hoch, wenn es ärztlicherseits gelingt, auf Basis dieser Medikations-Risiko-Darstellung beispielsweise die Multimedikation zu verringern, nicht indizierte Arzneimittel abzusetzen, soweit sich diese Optionen für den behandelnden Arzt ergeben, die Anwendungsdosierungen anzupassen oder andere, geeignetere Medikamente zur Behandlung einzusetzen.

Adverse psychiatrische Nebenwirkungen durch Arzneimittel

Selbstverständlich ist die fachärztliche Behandlung von Patienten mit neurologischen, psychischen oder psychiatrischen Erkrankungen unerlässlich – ohne Ausnahme. Insbesondere bei polypharmazierten Patienten können in der Behandlung von Erkrankungen mit Arzneimitteln mit zentraler Wirkung Nebenwirkungen auftreten, mit denen man erst gar nicht rechnet. Dies ist möglich, wenn medikamentöse Behandlungen über längere Zeiträume stattfinden und mehrere Arzneimittel beteiligt sind.

Auffälligkeiten im Verhalten von Betroffenen, die erst im Laufe einer medikamentösen Therapie auftreten, sollten sorgfältig beobachtet und dem behandelnden Arzt umgehend mitgeteilt werden. Wenn Medikamente zu unerwünschten Verhaltensänderungen beitragen, stellt dies ein Problem dar, welches Sie zusammen mit dem behandelnden Arzt detailliert besprechen sollten.

Mit der Medikations-Risiko-Darstellung werden Nebenwirkungen von Wirkstoffen offengelegt, die einen sogenannten adversen Charakter haben. Dieser adverse Charakter stellt eine nicht erwartete und belastende Nebenwirkung eines Wirkstoffes dar, die aber dennoch eintreten kann. Um eine Differenzierung zu ermöglichen und auf diese Weise das erforderliche Arztgespräch zu unterstützen, habe ich die diesbezügliche Medikations-Risiko-Darstellung wie folgt gestaltet.

Leistungsumfang einer Medikations-Risiko-Darstellung bei adversen psychiatrischen Nebenwirkungen

Zum Thema »adverse psychiatrische Nebenwirkungen durch Arzneimittel« werden folgende unerwartete Nebenwirkungen und die dazu passenden Beschwerden analysiert.

Nebenwirkungen und Beschwerden	• Unruhe • Halluzinationen • Depression • Aggression • Reizbarkeit • Angst • Wut
Weitere Nebenwirkungen und Beschwerden	• Psychose • Persönlichkeitsveränderungen • unangemessenes Verhalten • Impulskontrollstörung • suizidale Gedanken und suizidales Verhalten • Priscus-Liste (Negativ-Liste für Wirkstoffe bei geriatrischen Patienten)

Die analytische Auswertung berücksichtigt das qualitative Auftreten der genannten Nebenwirkungen sowie deren Quantität innerhalb der Medikation. Wahrscheinlichkeitsangaben über das Eintreten einer Nebenwirkung erfolgen nicht, weil eine bereits vorgetragene Beschwerde eine 100-prozentige Nebenwirkung darstellt. Die Medikations-Risiko-Darstellung ist keine Diagnose, sondern dient als Gesprächsvorlage beim Arzt. Diagnosen stellt grundsätzlich nur der Arzt.

Fazit: Ich halte die Chancen für eine verbesserte Lebensqualität durch diese Medikationsanalyse für sehr hoch, wenn es ärztlicherseits gelingt, auf Basis dieser Medikations-Risiko-Darstellung beispielsweise die Multimedikation zu verringern, die Anwendungsdosierungen anzupassen, nicht indizierte Arzneimittel abzusetzen, soweit sich diese Optionen ärztlicherseits ergeben, oder andere, geeignetere Medikamente zur Behandlung einzusetzen.

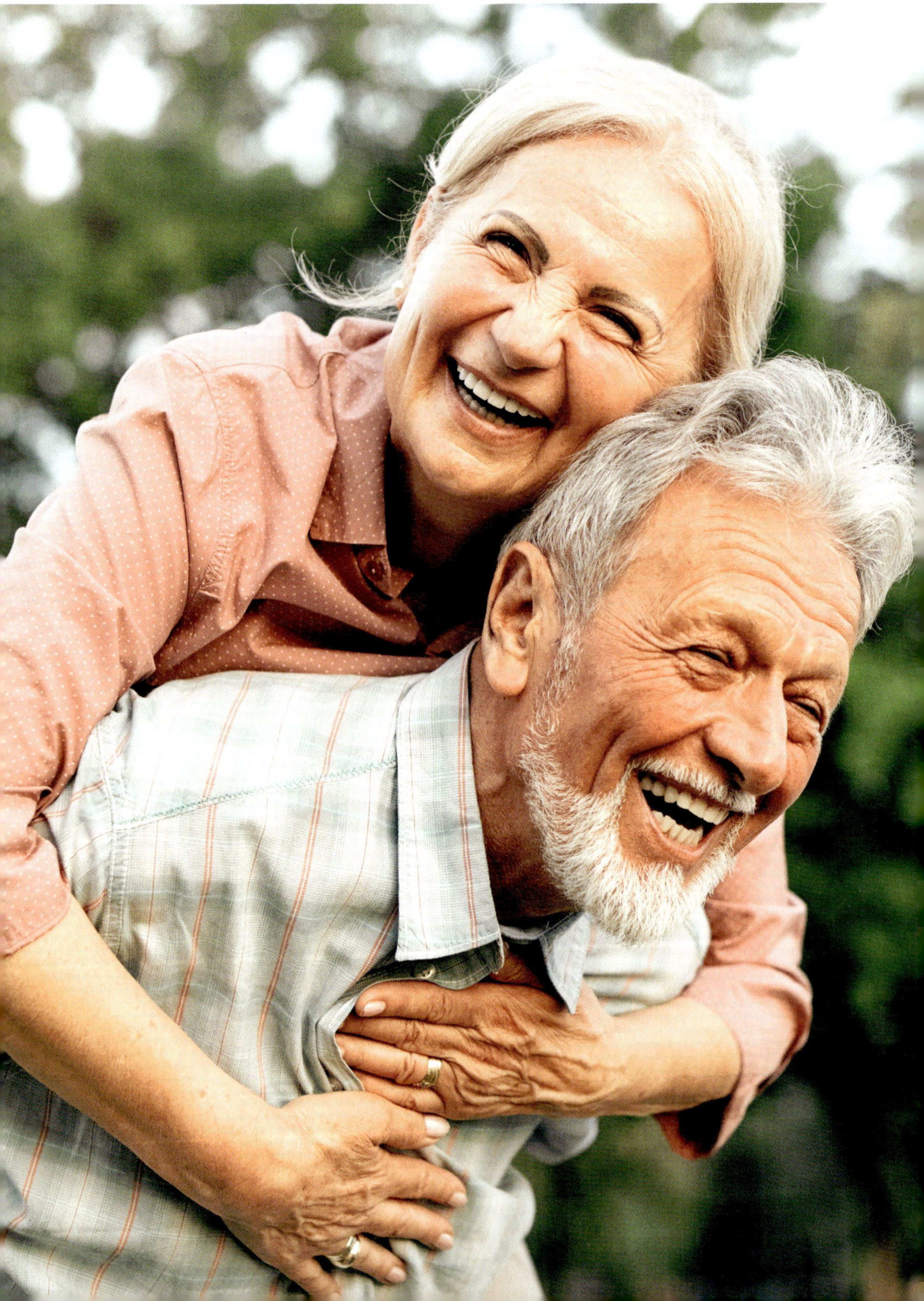

Kapitel 4

Wie Sie sich vor Medikationsrisiken schützen können

Das können Sie tun

Es ist natürlich die Aufgabe des behandelnden Arztes, einen Patienten mit einer optimalen Medikation zu versorgen und das Maß der Nebenwirkungen in erträglichen Grenzen zu halten. Wohlwissend, dass Nebenwirkungen nie ausgeschlossen werden können, ist es dennoch möglich, Medikationsrisiken in sehr engen Grenzen zu halten. Die Vermeidung von Risiken besteht natürlich nicht nur darin, unerwünschte Arzneimittelwirkungen zu vermindern, sondern im Erkennen von Risiken und deren individuellen Gefahren für den Patienten. Daraus sollten Schlussfolgerungen gezogen werden: für die Auswahl von geeigneten Medikamenten durch den behandelnden Arzt, für die Kontrolle über deren Interaktionen und für die altersgerechte Anpassung der jeweiligen Dosierung.

Bleiben Sie Ihrer Therapie treu

Die Therapietreue ist eine unabdingbare Voraussetzung, damit eine medikamentöse Therapie gelingen kann. Die Zahl der Krankenhauseinweisungen aus Mangel an Therapietreue ist heute schon beträchtlich groß und mit Nachteilen für die Patienten verbunden. Eine entscheidende Voraussetzung für Therapietreue ist, dass der Patient die Therapie versteht und akzeptiert, die ihm der Arzt verordnet. Die Erklärungen des Arztes soll der Patient zur Gänze verstehen und ohne Hemmungen nachfragen, wenn Unklarheiten bestehen.

Betroffene Patienten geben die unterschiedlichsten Gründe an, warum die Einnahme der Medikamente nicht immer vollständig oder nur zu einem Teil gelingt. Dazu gehören Ursachen, die in der Krankheit selbst liegen können. Prädestiniert sind chronische und psychische Erkrankungen. Bei psychischen oder psychiatrischen Erkrankungen könnte beispielsweise die letzte eingenommene Dosis eines Arzneimittels subjektiv den Eindruck erwecken, man sei wieder gesund. Und der Patient lehnt dann fälschlicherweise die erforderliche nächste Medikamenteneinnahme ab – mit der Folge eines Rückschlags. Der Heilungsprozess muss erst durch den behandelnden Arzt als abgeschlossen erklärt werden, bevor Arzneimittel abgesetzt oder ausgeschlichen werden können. Für den Erfolg einer Arzneimittelbehandlung ist es daher entscheidend, das Vertrauensverhältnis zum behandelnden Arzt zu kräftigen. Zudem fußt der Erfolg der ärztlichen Behandlung auf dem Vertrauensverhältnis zwischen Arzt und Patient, insbesondere bei Erkrankungen des Gemüts und des Geistes, also bei psychischen Erkrankungen. Zusammenfassend lässt sich festhalten, dass es zwei Arten von Therapietreue gibt, auf die der behandelnde Arzt einen wesentlichen Einfluss hat:

1. **Compliance:** Der Begriff Compliance findet Anwendung im Verordnungsprozess, wenn es darum geht, den Patienten möglichst zügig und ohne weitere Erläuterungen mit neuen Arzneimitteln zu versorgen und die Dosierung nur knapp erläutert wird, beispielsweise so: »Nehmen Sie diese Tablette zweimal täglich zum Essen«.

2. **Adhärenz:** Die Adhärenz setzt im Gegensatz zur Compliance voraus, dass dem Patienten erklärt wird, was die Medikamente bewirken, warum er ein ganz bestimmtes Medikament einnehmen soll, ob er die Notwendigkeit verstanden hat und ob er diese Medikation akzeptiert. Man geht bei der Adhärenz davon aus, dass die Therapietreue sehr viel erfolgreicher ist als bei der Compliance. Therapietreue ist ein wesentliches Merkmal für eine erfolgreiche medikamentöse Therapie, vorausgesetzt, die Medikamente selbst verursachen keine Unverträglichkeiten.

Fragen Sie beim Arztbesuch gezielt nach

Wer den Arztbesuch als Rundumservice sieht, ohne die verordnete Therapie auf Risiken zu hinterfragen und nachzuhaken, ob es insbesondere bei polypharmazierten Patienten die Möglichkeit gibt, die Zahl der Arzneimittel zu reduzieren oder fachgerecht abzusetzen, wird möglicherweise keine entsprechende Reaktion des Arztes erhalten. Jeder Patient hat nach seinen Möglichkeiten eine Verantwortung gegenüber sich selbst, auch ärztliche Verordnungen zu hinterfragen. Gezieltes Nachfragen ist mit dem Ziel verbunden, größtmöglichen Schutz für das eigene gesundheitliche Wohlergehen aktiv zu bewahren. Dieser Schutz ist insbesondere bei multimedizierten Patienten von großer Bedeutung und entsteht durch angemessene Gespräche auf Augenhöhe mit dem Arzt! Immer mehr Patienten informieren sich beispielsweise im Internet über Krankheiten, deren Ursachen und mögliche Therapien. Allein diese Tatsache wirkt sich schon positiv im Arztgespräch aus. Sachgerechte Informationen stärken die Mündigkeit des Patienten und fördern die Qualität für ein selbstbewussteres Arztgespräch. Dazu gehören beispielsweise Fragen wie:

1. Warum haben Sie mir dieses Arzneimittel verordnet?
2. Ist die Indikation/Zulassung für die zu behandelnde Diagnose dokumentiert?
3. Gibt es in meiner Medikation auch nicht indizierte Arzneimittel?
4. Habe ich Arzneimittel erhalten, die gegen bestimmte Nebenwirkungen anderer Medikamente gerichtet sind (Kaskadenverordnung)?
5. Bestehen in meiner Medikation noch Arzneimittel, die einmal zuvor im Zusammenhang mit einer akuten Erkrankung verordnet wurden und nun, nachdem sie ihren Zweck erfüllt haben, nicht mehr erforderlich sind?
6. Sind alle Dosierungen altersgemäß angepasst?
7. Lässt sich die anticholinerge Belastung durch andere Arzneimittel oder durch Streichung von Arzneimitteln senken?
8. Gibt es in meiner Medikation Doppelverordnungen?

Diese Fragen sollten unbedingt regelmäßig gestellt und beantwortet werden, insbesondere dann, wenn eine Krankenhauseinweisung erforderlich ist. Mit derartigen Fragen können Sie sich als Patient darüber bewusst werden, warum beispielsweise die eigene Medikation im Laufe der Zeit immer umfangreicher geworden ist. Das Ziel eines Arztbesuches sollte auch stets die Optimierung der Behandlung sein, nicht aber die Neuverschreibung eines weiteren Medikaments, wenn schon Polypharmazie besteht. Die stete Anpassung der Medikation ist auch eine Methode, potenzielle Nebenwirkungen zu verhindern.

Natürlich kann man an dieser Stelle allgemeingültige Erfahrungen aus der Verbesserung der Arztgespräche mitgeben, dennoch ist es sinnvoll, gerade bei älteren Patienten sehr häufige Risiken anzusprechen. Insbesondere sind Patienten mit Polypharmazie betroffen, das heißt, wenn diese mehr als vier bis fünf Arzneimittel täglich einnehmen. Aus der Erfahrung heraus haben ältere Patienten wesentlich mehr Arzneimittel in ihrer Medikation als jüngere. Ohne eine ganzheitliche Analyse der Medikationsrisiken, unterstützt durch digitale Wissensdatenbanken, wird man bei einer großen Zahl von angewandten Medikamenten nicht annähernd weiterkommen. Es ist wenig sinnvoll, Fragen zur Medikationssicherheit aus dem Gedächtnis heraus zu beantworten, auch wenn der Gesprächspartner ein Arzt oder Apotheker sein sollte.

Ein weiteres Augenmerk sollten Sie auf häufige Risiken legen, die besonders ältere Patienten betreffen und die ich im vorhergehenden Kapitel ausführlich behandelt habe, wie beispielsweise das Auftreten von demenziellen Symptomen wie Orientierungsschwäche, Kognitionsschwäche und Gedächtnisstörungen, psychischen und psychiatrischen Nebenwirkun-

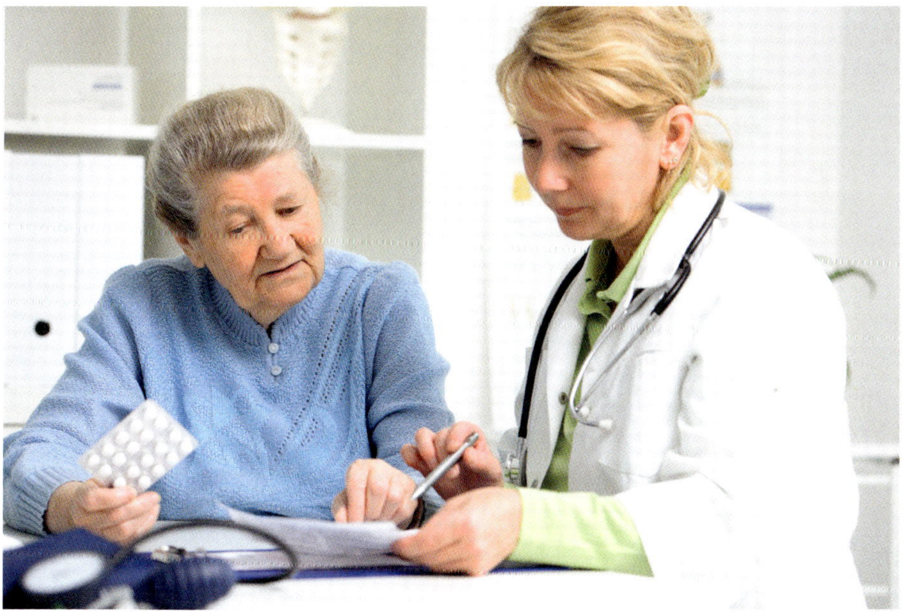

Im Arzt-Patienten-Gespräch sollte stets hinterfragt werden, ob eine neue Medikation nötig und sinnvoll ist.

gen, Sturzrisiken durch Wirkstoffe, die von verschiedenen unabhängigen Seiten benannt werden und die nicht selten Folge einer Kaskadenverordnung sein können. Eine nützliche Empfehlung für das Arztgespräch ist auch die Begleitung durch eine Vertrauensperson. So können Ausführungen des Arztes besser verstanden und zu Hause noch einmal besprochen werden.

Der Medikationsplan

Der bundeseinheitliche Medikationsplan enthält die Arzneimittelnamen sowie die Dosierung der Medikamente. Allerdings ist er von einer Medikationsanalyse weit entfernt, weil er weder Neben- noch Wechselwirkungen darstellt. Er dient als anfängliche Hilfestellung für einen Medikationsüberblick, solange Patienten ihn bei sich führen, insbesondere dann, wenn sie in ein Krankenhaus eingeliefert werden. Risiken sind im Medikationsplan nicht auf den ersten Blick erkennbar.

Freiverkäufliche Arzneimittel

Ein weiteres Medikationsrisiko besteht in der Verfügbarkeit von freiverkäuflichen Arzneimitteln, die nicht auf die ärztlichen Verordnungen abgestimmt sind. Die Möglichkeiten von Unverträglichkeiten, Nebenwirkungen und Wechselwirkungen potenzieren sich im Kontext der ärztlichen Verschreibung und die Risiken wachsen mit der Dauer der Einnahme. Es gibt bei freiverkäuflichen Arzneimitteln keinen Freifahrtschein hinsichtlich der Risiken und Nebenwirkungen gegenüber den verschreibungspflichtigen Arzneimitteln (auch Rx-Arzneimittel genannt). Beispielhaft sei erwähnt, dass eine jahrelange, ärztlich nicht kontrollierte Einnahme von Acetylsalicylsäure 100 mg (zum Beispiel ASS 100 mg) zur Verbesserung der Fließfähigkeit des Blutes – umgangssprachlich auch als Blutverdünner bezeichnet – zentrale Probleme des Hirns heraufbeschwört, wenn nicht der Eisengehalt und der Sauerstoffgehalt des Blutes stets gemessen und ärztlich begleitet werden. Die dazu passende und wenig zur Kenntnis genommene Nebenwirkung heißt Eisenmangelanämie. Sie ist im Beipackzettel aufgeführt, allerdings ist mein Eindruck, dass sich nur wenige Menschen dafür interessieren und die Auswirkung dieser Nebenwirkung hinterfragen.

Wer von der Darstellung des Medikationsrisikos profitiert

Ältere Menschen, die zu Hause von pflegenden Angehörigen betreut werden, erhalten fast immer mehr als vier bis fünf Arzneimittel täglich. Mit dieser Multimedikation können zum Teil erhebliche medikamentöse Risiken einhergehen, die die Lebensqualität und den Pflegeaufwand umfassend beeinflussen können. Medikationsfehler machen einen Großteil der Behandlungsfehler im Gesundheitswesen aus, führen zu Krankenhauseinweisungen und sind darüber hinaus durchaus reduzierbar. Eine gezielte und auf die Leiden fokussierte Medikationsanalyse kann individuelle Risiken sichtbar machen und für eine schriftliche Vorlage für den behandelnden Arzt verwendet werden. Sie dient so zu einer lösungsorientierten Behandlungsanpassung durch den Arzt. Mit einer Medikations-Risiko-Darstellung helfen Sie als pflegende Angehörige Ihren Patienten und möglicherweise sich selbst, weil Sie die Lebensqualität für den Patienten und für sich selbst hochhalten und Hinweise auf vermeidbare medikamentöse Einflüsse einholen und weil die Auswirkungen der Nebenwirkungen dokumentiert und den angewandten Medikamenten zugeordnet werden können. Zur Verbesserung der Lebensqualität von Patienten und pflegenden Angehörigen erhalten Sie mit der Medikations-Risiko-Darstellung mehr Sicherheit über die Verträglichkeit Ihrer Medikation. Hinzu kommen anwendbare Informationen zu Risiken, Nebenwirkungen und Wechselwirkungen sowie Lösungsansätze über vermeidbare Medikationsrisiken, die der behandelnde Arzt umsetzen kann.

Mit der geriatrischen Pharmazie werden ältere Patienten und deren pflegende Angehörige mit dem Ziel der Offenlegung von Medikationsrisiken unterstützt. Das Ergebnis dient als Basis für ein konkretes und konstruktives Arztgespräch, um Medikationsrisiken zu vermeiden und die vorhandene Medikation besser anzupassen.

Mein Fazit ist, dass es einfach keinen Sinn ergibt, vermeidbare Medikationsrisiken bei polypharmazierten Patienten mitzupflegen. Viel sinnvoller ist es, Medikationsrisiken offenzulegen, mit der Medikations-Risiko-Darstellung zum behandelnden Arzt zu gehen, sich von einer vertrauten Person begleiten zu lassen und mit dem Arzt die Medikation zu besprechen. Dies verbunden mit dem Ziel, die Medikation vom behandelnden Arzt optimieren zu lassen.

So erreichen Sie noch mehr Sicherheit für Ihre Medikation

Selbst bei chronischen Erkrankungen, bei denen Verordnungen auf Dauer angelegt sind, ist es sinnvoll, eine zeitliche Begrenzung einzuplanen. Dies zwingt sinngemäß zur Überprüfung der Verordnung auf Aktualität hinsichtlich der Dosierung oder der Präparateauswahl. Warum ist diese Vorgehensweise sinnvoll? Eine Dauermedikation bei älteren Patienten muss in jedem Fall auf Verträglichkeit und Dosierung regelmäßig geprüft werden. Beide Faktoren ändern sich mit zunehmendem Alter. Es gilt beispielsweise nicht die Regel: Was einmal gut gegangen ist, wird auch weiterhin gutgehen. Dies ist bei älteren Menschen schon längst widerlegt. Mit zunehmendem Alter müssen die Dosierungen von Arzneimitteln angepasst werden, weil beispielsweise die Zahl der Nierenkörperchen und damit auch die Nierenfunktion abnimmt. Für die Verstoffwechselung von Medikamenten ist unter anderem eine ausreichende Nierenfunktion unerlässlich. Mit abnehmender Nierenfunktion bei gleichbleibender Dosierung werden die Konzentration und der Verbleib einer Wirksubstanz deutlich erhöht und die Verträglichkeit sowie die Risikolage negativ beeinflusst. Ähnliches gilt für die Funktion der Leber und insbesondere auch für die zunehmende Empfindlichkeit des Hirns älterer Menschen gegenüber zentralgängigen Arzneimitteln.

Ein weiterer Ansatz zur Sicherstellung der Medikation ist die kritische Frage, ob nach der ersten medikamentösen Behandlungszeit die Notwendigkeit einer Verlängerung der Verordnung besteht. Wie hat das Medikament geholfen? Ist die Diagnose noch aktuell? Kann die Dosierung angepasst werden? Scheuen Sie sich nicht, den Arzt zu fragen, wie lange Sie bestimmte Medikamente anwenden sollen!

Vorsicht ist bei automatisierten Wiederholungsverordnungen geboten, die Sie telefonisch oder online anfordern können, ohne dass eine erneute Untersuchung stattfindet. Im Alltag mag diese Wiederholungsverordnung ganz praktisch sein, weil sich Arzt und Patient viel Zeit und Aufwand sparen. Allerdings sollte dieses Vorgehen nicht ohne Zwischenprüfung und Inaugenscheinnahme durch den Arzt erfolgen. Selbst bei chronischen Erkrankungen muss mit zunehmendem Alter die gesamte Medikation immer wieder auf den Prüfstand gestellt werden, um die Aktualität der Indikationen und die entsprechenden Verordnungen auf dem Laufenden zu halten. So können Sie selbst einen wichtigen Teil zu der Medikationsverträglichkeit und der Minimierung der Risikolage beitragen – mit dem Ziel einer verbesserten Lebensqualität.

Wichtige Informationen für das Arztgespräch

Der ärztliche Arbeitsablauf (Workflow) einer Sprechstunde ist von einer straffen Organisation geprägt, was für einen Patienten durchschnittlich 5 bis 10 Minuten Besprechungszeit vorsieht. Dies ist dem Zeitmangel im Praxisalltag oder im Krankenhaus geschuldet, sollte aber nicht zu vorschnellen Verordnungen, beispielsweise Kaskadenverordnungen, in der täglichen Praxis führen. Vielmehr sollten Beschwerden aus dem Nebenwirkungsspektrum einer Medikation erst gründlich recherchiert werden. Bevor ein weiteres Medikament verordnet wird, sollte in der Tat geprüft werden, ob eine Medikationsanpassung, beispielsweise durch Optimierung der Dosierung oder durch das Vorhandensein von Doppelverordnungen, möglich ist.

Der Patient mit seinen Beschwerden steht absolut im Mittelpunkt. Die Verordnungen einiger Medikamente könnten wegen einer sehr starken Abhängigkeitsbildung an Körperverletzung grenzen, wenn beispielsweise Z-Substanzen, wie Zaleplon, Zopiclon oder Zolpidem, nicht bestimmungsgemäß verordnet und nicht wieder abgesetzt werden, obwohl die Zulassung dies klar fordert. Dies ist auch der Fall, wenn beispielsweise Benzodiazepine (insbesondere kurz wirksame) nicht bestimmungsgemäß angewendet und weder abgesetzt noch ausgeschlichen werden. Eine zeitliche Befristung für die Anwendungsdauer ist Bestandteil der Zulassung dieser Wirkstoffe. Zudem kann eine Hormonersatztherapie bei über 65-jährigen Frauen laut Fachinformation eine Demenz auslösen.

Ich möchte Ihnen fünf wichtige Punkte mit auf den Weg geben, damit Sie auf den Arztbesuch gut vorbereitet sind:

1. Nehmen Sie die Medikations-Risiko-Darstellung und einen Vertrauten mit zum Arztgespräch.
2. Notieren Sie sich die wichtigen Punkte, die Sie während des Arztbesuches klären möchten.
3. Klären Sie den Arzt darüber auf, um welche Beschwerden es sich handelt.
4. Weisen Sie auf die Häufigkeit der Nebenwirkungen hin.
5. Verweisen Sie gegebenenfalls auf die potenziell auslösenden Medikamente.

Wenn ein behandelnder Arzt die Medikations-Risiko-Darstellung oder eine andere Zweitanalyse der Medikation auf Risiken ablehnt, fällt mir dazu folgendes Zitat von Albert Einstein ein: »Probleme kann man niemals mit derselben Denkweise lösen, durch die sie entstanden sind.«

Zusammenfassend lässt sich sagen, dass Polypharmazie ausschließlich Folge ärztlichen Handelns ist. Wenn Patienten erneut zum Arzt gehen, um Nebenwirkungen behandeln zu lassen, die durch die bisherige Medikation entstanden sind, wird leider in der Regel häufig ein weiteres Medikament hinzu verordnet. Dies ist der Beginn eines Kreislaufs, der sich selbst nährt, der die Polypharmazie in Gang setzt und beschleunigt. Infolgedessen wird dem Patienten keine therapeutische Alternative geboten, was in dieser Situation fatal ist. Nur ein qualifizierter Input von außen durch den Patienten selbst kann den Knoten lösen, der durch immer mehr Beschwerden und immer mehr Medikamente mit all ihren Auswirkungen wächst. Wenn Sie eine Zweitmeinung benötigen, sollten Sie kein schlechtes Gewissen haben. Wenn Ihr Arzt damit Probleme hat, empfiehlt sich ein Wechsel.

In der Tabelle ab Seite 162 sind einige indikationsbezogene Beispiele aufgelistet, die eine Anregung für das Arztgespräch sein können. Der Hinweis auf eine Medikations-Risiko-Darstellung bedeutet, dass betroffene Patienten oder pflegende Angehörige diese Medikations-Risiko-Darstellung bei mir gegen eine Gebühr einholen können. Mehr Informationen dazu finden Sie im Anhang auf Seite 168.

Thematik	Fragen und Lösungsvorschläge
Mehrere Fachärzte/Koordinierung der Medikationssicherheit	• Die Koordination meiner Medikationssicherheit ist möglicherweise durch die nicht abgestimmte Verordnung der Medikation mit Risiken verbunden. Aktuell habe ich folgende Beschwerden: ____________________ • Bitte überprüfen Sie meine Medikation. **Hinweis:** Je mehr Ärzte aufgesucht werden, desto mehr Arzneimittel werden in der Regel verordnet!
Beschwerden haben zur ursprünglichen (chronischen) Erkrankung keinen Bezug	• Meine jetzigen Beschwerden sind nicht diejenigen, die mich ursprünglich »zum Arzt geschickt haben«. Diese haben sich erst im Laufe der Zeit eingestellt, als immer mehr Arzneimittel hinzugekommen sind. (Die Medikations-Risiko-Darstellung zeichnet eine Reihe von Beschwerden auf, die zum Teil den verordneten Arzneimitteln zugeordnet werden können.) • Können Sie die Medikation überprüfen? Könnte man einige Arzneimittel weglassen oder in der Dosis reduzieren?

Thematik	Fragen und Lösungsvorschläge
Weitere Beschwerden sind erst mit der Medikation aufgetreten	Seit ich mit der Feststellung/Diagnose meiner Erkrankung die Medikamente einnehmen soll, haben sich bei mir weitere Beschwerden eingestellt. Diese machen mir zu schaffen und tatsächlich können diese auch den Nebenwirkungen der Medikamente zugeordnet werden.
Die letzte Medikationsänderung verursacht Probleme	• Seitdem ich das zuletzt verordnete Medikament einnehme, habe ich folgende Beschwerden: ______________________ • Muss das so sein oder gibt es ein anderes Medikament, das mich nicht so stark belastet?
Wird die ursprüngliche Diagnose bestätigt? Hat diese noch Gültigkeit?	• Besteht eigentlich die ursprünglich gestellte Diagnose noch? Oder hat sich diese im Laufe der Zeit geändert und besteht gar nicht mehr? • Brauche ich dann überhaupt die dafür verordneten Arzneimittel? • Könnte eventuell die Dosierung aufgrund meines Alters angepasst werden?

Thematik	Fragen und Lösungsvorschläge
Gibt es beibehaltene Akutmedikationen?	Darf ich Sie freundlich bitten zu überprüfen, ob in meiner Medikation Akutverordnungen sind, die ich jetzt gar nicht mehr einnehmen muss?
Darstellung der aktuellen Beschwerden	**Schmerz** • Trotz der Schmerzmittel, die mir verschrieben wurden, sind meine Schmerzen noch nicht unter Kontrolle. • Die Medikations-Risiko-Darstellung zeigt, dass die Kombination der verordneten Schmerzmittel eher ungünstig ist. (Es werden beispielsweise Schmerzmittel der WHO-Stufe 2 mit einem anderen Schmerzmittel der WHO-Stufe 3 kombiniert.) • Wie hoch darf die Tagesdosis sein?
	Zentrales Nervensystem Seit geraumer Zeit verspürt der Patient Veränderungen im ZNS. Ich sehe in der Medikations-Risiko-Darstellung einige Hinweise sich häufender zentraler Nebenwirkungen, die auf den Patienten zutreffen. Ich möchte gern überprüfen, ob bei einer Medikationsanpassung diese Auffälligkeiten zurückgehen.

Thematik	Fragen und Lösungsvorschläge
	Herz-Kreislauf-Beschwerden • In letzter Zeit habe ich Beschwerden mit meinem Kreislauf. Mein Blutdruck ist nicht stabil und ich habe des Öfteren Herzklopfen und einen hohen Puls sowie Schwindel. • In der Medikations-Risiko-Darstellung ist erkennbar, dass diese Beschwerden aus der Medikation kommen können. Bitte überprüfen Sie meine Medikation auf die Belastung des Herz-Kreislauf-Systems.
	COPD • Soll ich bei einer Exazerbation (bei einem sich deutlich verschlechternden Krankheitsbild) das Medikament nehmen, das ich auch sonst regelmäßig einnehmen soll, oder gibt es für diese Situation eine medikamentöse Akutversorgung? • In letzter Zeit verspüre ich teilweise Muskelschmerzen und Muskelverspannungen. Sind diese Schmerzen Teil der COPD-Erkrankung? Wenn nicht, welche Arzneimittel gegen COPD können diese Schmerzen verursachen?

Thematik	Fragen und Lösungsvorschläge
	Herzinsuffizienz Ältere Menschen haben öfter eine Herzinsuffizienz als jüngere. Aber meine damit verbundenen Beschwerden (Atemnot, Ödembildung, geringere Leistungsfähigkeit) könnten auch durch die Medikation befördert werden. Bitte überprüfen Sie, ob dies für meine Medikamente zutrifft.
	Bewegungsstörung/Sturzrisiko In jüngster Zeit verspüre ich eine Gangunsicherheit und habe ab und zu Gleichgewichtsstörungen. Meine Sorge ist, dass ich mal fallen könnte. Innerhalb meiner Medikation sind einige Medikamente, die das Sturzrisiko beeinflussen. Können Sie das bitte überprüfen?
Muss die ursprüngliche Dosierung beibehalten werden?	Der Patient ist älter geworden und reagiert deutlich empfindlicher auf den Wirkstoff als früher. Welche Möglichkeiten sieht der Arzt, die Dosis dem Alter gemäß anzupassen?
Polymedikation	• Mit der Polymedikation häufen sich meine Beschwerden und ich stelle fest, dass sich auch die Nebenwirkungen häufen. Meine Frage dazu ist: Brauche ich wirklich so viele Medikamente?

Thematik	Fragen und Lösungsvorschläge
Polymedikation	(Die Medikations-Risiko-Darstellung zeichnet eine Reihe von Beschwerden auf, die zum Teil den verordneten Arzneimitteln zugeordnet werden können.) • Meine Beschwerden sind: ____________________ • Könnten Arzneimittel auch (vorsichtig) abgesetzt werden, ohne das Hauptziel der Therapie zu gefährden?

Meine persönliche Empfehlung für Patient und Arzt

Eine Medikations-Risiko-Darstellung ist für Patienten förderlich, um beispielsweise Polypharmazie oder auch weitere medikamentöse Risiken zu reduzieren. Nicht nur die anticholinerge Last ist bei polypharmazierten Patienten oft viel zu hoch, sondern die weitere Last der additiven Nebenwirkungen kann erheblich sein. Deshalb habe ich dieses Risikopotenzial in einer Medikations-Risiko-Darstellung hierarchisiert dargestellt. Davon getrennt werden Wechselwirkungen in ihren Schweregraden entsprechend den Angaben der Fachinformationen je Medikation sortiert, sodass der behandelnde Arzt die Auswirkungen sehr schnell erkennen kann. Er erhält auf diese Weise weitere gezielte und unterstützende Informationen für seine Medikationsaufstellung.

Über den Autor

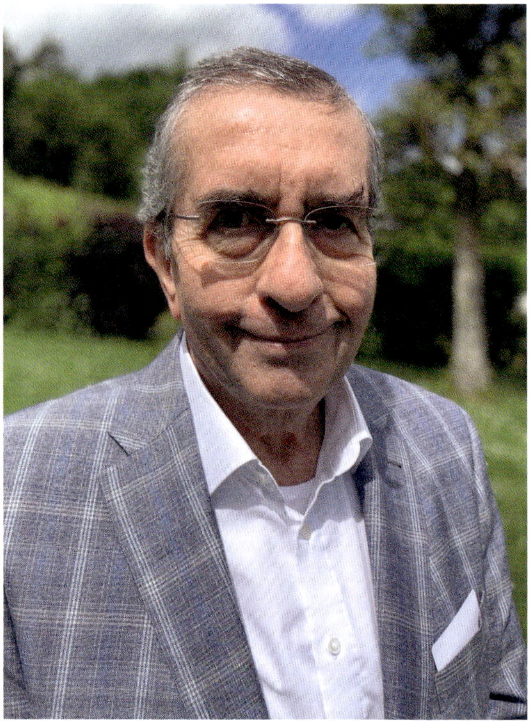

Matthias Kohlhof ist geriatrischer Pharmazeut und hat sich auf die Darstellung medikamentöser Risikolagen spezialisiert. Dazu hat er im Laufe vieler Jahre die gesetzlich vorgegebenen Fachinformationen von Arzneimitteln in eine umfangreiche Datenbank einfließen lassen, um Medikationsrisiken für Patienten auswerten zu können. Hinzu kommen Auftragsanalysen für Ärzte, Apotheker, Krankenkassen und pflegende Angehörige.

Patienten und pflegende Angehörige können gegen eine Gebühr eine ausführliche und individuelle Medikations-Risiko-Darstellung beim Autor anfordern. Sie erhalten dann weitere Informationen. Nehmen Sie gern Kontakt mit dem Autor auf unter **medirisk@t-online.de**. Er freut sich, Ihnen weiterhelfen zu können! Viel Erfolg!

Glossar

A

ACB	anticholinergic burden (ACB), Ausdruck der anticholinergen Last als Score (0, 1, 2, 3), wichtige Angabe im Bereich der Botenstoffe, weil anticholinerge Nebenwirkungen unterschiedlicher Arzneimittel einen additiven Charakter haben
Adhärenz	freiwillige Befolgung einer ärztlichen Anweisung, nachdem diese dem Patienten ausführlich erklärt und auch verstanden wurde
advers	gegenteilig, nicht erwartet
anticholinerg	Mangel am Botenstoff Acetylcholin mit unterschiedlichen Ursachen (medikamentös oder organisch)
Antihypertonikum	Arzneimittel gegen den hohen Blutdruck
Arrhythmie	Rhythmusstörung, unregelmäßiger Herzschlag
ärztlicher Workflow	Arbeitsablauf in der ärztlichen Praxis

B

Bronchodilatator	Medikament, das die Bronchien für den Luftaustausch mit der Lunge erweitert

C

Cave	Vorsicht, Achtung
cave Niere	Vorsicht bei der Verwendung von Medikamenten bei Nierenerkrankungen
Cholinesterasehemmer	Die Cholinesterase ist ein Enzym, welches Acetylcholin abbaut. Wird dieses Enzym gehemmt, ist die Konzentration an Acetylcholin erhöht. Dieser Vorgang eignet sich zur Behandlung demenzkranker Patienten.
chronische Erkrankung	Erkrankung, die mehr als sechs bis zwölf Wochen anhält; je nach Indikation gibt es unterschiedliche Angaben zu Dauer und Eintritt der Chronizität
COPD	chronic obstructive pulmonary disease (chronische obstruktive Lungenerkrankung), obstruktiv bedeutet »verengend« oder »verschließend«

F

FEV-1	forciertes expiratorisches Ausatemvolumen der ersten Sekunde, ein Messsystem bei Lungenerkrankungen

G

gastrointestinal	den Magen-Darm-Trakt betreffend

H

Hyponatriämie Natriummangelerscheinung; nach Prof. Ingo Füsgen: Muskelschwäche, Hypotonie, Kognitionseinbußen, Gangunsicherheit, Fallneigung, Appetitverlust

I

ICS inhalative Corticosteroide; zur Verwendung bei Asthma und schweren COPD-Exazerbationen (keine Monozulassung bei COPD)

Inotropie Kontraktionskraft des Herzmuskels

K

Kaskadenverordnung Verschreibung eines Arzneimittels aufgrund vom Patienten berichteten Beschwerden oder Nebenwirkungen eines Medikaments

L

LABA long-acting beta-(adrenoceptor-)agonist, lang wirkender Beta-Adrenozeptor-Agonist, ein Sympathomimetikum, das zur Erweiterung der Bronchien bei Asthma bronchiale und auch bei COPD dient

LAMA long-acting muscarinic-antagonist, lang wirksamer Acetylcholinantagonist, der zur Erweiterung der Bronchien bei COPD dient

M

Medikations-Risiko-Darstellung analytische Risikoauswertung einer Medikation, die alle Medikamente innerhalb einer Medikation berücksichtigt, inklusive einer qualitativen und quantitativen Auswertung

Miktionsstörung Störungen der Blasenentleerung; eine geringere Durchspülung der Harnblase steigert die Anfälligkeit für Entzündungen

N

nephrotoxisch nierenschädlich

Neuroleptika, atypische Neuroleptika (Antipsychotika), die keine oder eine geringe Wirkung auf die Feinmotorik haben

Neuroleptika, typische Typische ältere Neuroleptika haben auf Dauer einen erheblichen Einfluss auf die Feinmotorik, zum Beispiel auf einen Tremor, Zittern der Hände etc.

NSAR nicht steroidale Antirheumatika, also einfache Schmerzmittel

O

orthostatische Dysfunktion Regulationsstörung des Blutdrucks, die sich bei einem plötzlichen Lagewechsel, beispielsweise einem schnellen Aufstehen, bemerkbar macht. Symptome können sein: Schwarzwerden vor den Augen, Schwindel, Benommenheit, Bewusstlosigkeit, Blässe, Schweißausbruch, Übelkeit, Ohrgeräusche.

OTC-Arzneimittel	freiverkäufliche Arzneimittel (OTC = over the counter)

P

Parästhesie	Kribbeln, »Ameisenlaufen«, Sensitivitätsstörung
peripher	nicht im Zentrum, beispielsweise peripherer Kreislauf; den »äußeren« Kreislauf betreffend im Gegensatz zum zentralen Kreislauf des Hirns
Polymedikation, Polypharmazie	mehr als vier bis fünf Arzneimittel, die täglich eingenommen werden
Psychoanaleptika	die Psyche aufbauende Arzneimittel, zum Beispiel Antidepressiva, Psychostimulanzien, Antidementiva
Psycholeptika	beispielsweise Antipsychotika, Anxiolytika, Sedativa, Hypnotika

R

Rx-Arzneimittel	verschreibungspflichtige Arzneimittel

S

SABA	short-acting beta-agonist zur Behandlung des Asthmas; siehe Bronchodilatator
Schmerz (nach dem WHO-Stufenschema)	Einordnung von Analgetika durch die WHO in drei (oder vier) Stufen. Die Stufen geben Auskunft über die Stärke und Kombinierbarkeit von Analgetika untereinander. Die vierte Stufe betrifft ganz speziell die parenterale Applikation von Opioiden oder Lokalanästhetika.
serotonerg	kann ein Serotoninsyndrom in variabler Stärke auslösen
SmPC	summary of product characteristics (Fachinformation)
SNRI	selektive noradrenalin reuptake inhibitor (Noradrenalin-Wiederaufnahmehemmer); es handelt sich vorwiegend um Antidepressiva mit unterschiedlich starker Selektivität für Serotonin, zum Beispiel Venlafaxin, Duloxetin und weitere
SSRI	selective serotonin reuptake inhibitor (Serotonin-Wiederaufnahmehemmer); es handelt sich um Antidepressiva, zum Beispiel Citalopram, Sertralin, Fluvoxamin, Fluoxetin und weitere

T

Tachykardie	Puls mit mehr als 100 Schlägen pro Minute

Z

ZNS	zentrales Nervensystem (im Gegensatz zum peripheren Nervensystem); umfasst das Nervengeflecht des Hirns und des Rückenmarks

Quellenverzeichnis

1 Feichter, Martina (2022): »Chronische Schmerzen«, 19. Mai 2022, www.netdoktor.de/symptome/chronische-schmerzen/

2 Radtke, Rainer (2022): »Anzahl der Pflegebedürftigen in Deutschland in den Jahren 1999 bis 2019, de.statista.com/statistik/daten/studie/2722/umfrage/pflegebeduerftige-in-deutschland-seit-1999/, zuletzt abgerufen am 03.12.2022

3 Weinrebe, W.; Preda, R.; Bischoff, S.; Nussbickel, D.; Humm, M.; Jeckelmann, K.; Goetz, S. (2018): »Entscheidungshilfen bei komplexer Polypharmazie. Medikationsdatenbanken und Beratung durch den klinischen Apotheker«. *Zeitschrift für Gerontologie und Geriatrie* 51 (6), S. 691–697, DOI: 10.1007/s00391-017-1285-4

4 Rote Liste® Service GmbH, Mainzer Landstr. 55, Frankfurt am Main, www.rote-liste.de, abrufbar unter www.fachinfo.de

5 Ebd.

6 Fath, Roland (2020): »Die ›üblichen Verdächtigen‹: Durch Nebenwirkungen dieser Medikamente landen Patienten am häufigsten in der Notaufnahme«, *Medscape*, 3. Januar 2020, deutsch.medscape.com/artikelansicht/4908514, zuletzt abgerufen am 02.01.2023

7 Weber, Reinhard (2017): »Notaufnahme statt Heilung«, 16. September 2017, www.br.de/nachricht/medikamente-nebenwirkungen-fallstudie-100.html

8 Herzig, Katharina; Dorschner, Gerd (fachärztliche Prüfung) (2021): »Die fatalen Folgen von Medikationsfehlern«, www.zentrum-der-gesundheit.de/news/medizin/allgemein-medizin/medikationsfehler-und-ihre-folgen, aktualisiert am 17. August 2021

9 Fox, Chris; Richardson, Kathryn; Maidment, Ian D.; Savva, George M.; Matthews, Fiona E.; Smithard, David; Coulton, Simon; Katona, Cornelius; Boustani, Malaz A.; Brayne, Carol (2011): »Anticholinergic Medication Use and Cognitive Impairment in the Older Population: The Medical Research Council Cognitive Function and Ageing Study«, *Journal of the American Geriatrics Society* 59 (8), 24. Juni 2011, S. 1477–1483, doi: 10.1111/j.1532-5415.2011.03491.x

10 Fath, Roland: »Die ›üblichen Verdächtigen‹: Durch Nebenwirkungen dieser Medikamente landen Patienten am häufigsten in der Notaufnahme«, *Medscape*, 3. Januar 2020, deutsch.medscape.com/artikelansicht/4908514, zuletzt abgerufen am 02.01.2023

11 »Hunderttausende Krankenhauseinweisungen durch Medikationsfehler«, 26. Februar 2018, Kleine Anfrage der FDP-Bundestagsfraktion, www.aerzteblatt.de/nachrichten/89461/Hunderttausende-Krankenhauseinweisungen-durch-Medikationsfehler

12 Faktencheck-Reihe: »58.000 Menschen sterben durch Nebenwirkungen zugelassener Medikamente«, 9. Januar 2019, www.tierversuche-verstehen.de/faktencheck-teil-4/

13 Meixner, Silvia (2018): »Wegen Nebenwirkungen ins Krankenhaus«, 30. Mai 2018, www.apotheke-adhoc.de/nachrichten/detail/pharmazie/wegen-nebenwirkungen-ins-krankenhaus-ad-red-studie-in-vier-krankenhaus-notaufnahmen/

14 Ebd.

15 Weber, Reinhard (2017): »Notaufnahme statt Heilung«, 16. September 2017, www.br.de/nachricht/medikamente-nebenwirkungen-fallstudie-100.html

16 Bundesministerium für Gesundheit (BMG): »Medikationsplan«, Stand: 17. November 2022, www.bundesgesundheitsministerium.de/medikationsplan.html

17 Kohlhof, Matthias (Hg.) (2010): »Analysis of Medications for the Elderly in correlation for geriatric claims«, German Medical Science GMS Publishing House, unter Mitarbeit der Gesellschaft für Arzneimittelanwendungsforschung und Arzneimittelepidemiologie e. V., 17. Jahrestagung der Gesellschaft für Arzneimittelanwendungsforschung und Arzneimittelepidemiologie, Osnabrück, 22. November 2010, German Medical Science GMS Publishing House

18 Herzig, Katharina (2021): »Die fatalen Folgen von Medikationsfehlern«, Zentrum der Gesundheit, www.zentrum-der-gesundheit.de/news/medizin/ allgemein-medizin/medikationsfehler-und-ihre-folgen, zuletzt abgerufen am 03.12.2022

19 Vogt, Hans (2017): »Arzneimittel: Demenz als Folge der Therapie«, *Deutsches Ärzteblatt*, 114(12): A-577 / B-498 / C468 2017, www.aerzteblatt.de/archiv/187259/Arzneimittel-Demenz-a, zuletzt abgerufen am 23.08.2021

20 »Hormontherapie erhöht das Demenz-Risiko – Ergebnisse einer Meta-Analyse«, www.deutschesgesundheitsportal.de/2022/10/11/hormontherapie-erhoeht-das-demenz-risiko-ergebnisse-einer-meta-analyse/, 11. Oktober 2022, zuerst erschienen am 1. Januar 2021 in *The Journal of Urology* unter dem Titel »The Risk of New Onset Dementia And/Or Alzheimer's Disease Among Prostate Cancer Patients Treated with Androgen Deprivation Therapy: A Systematic Review and Meta-analysis«, Autoren: Sari Motlagh R., Quhal F., Mori K. et al., doi.org/10.1097/JU.0000000000001341

21 Rote Liste® Service GmbH, Mainzer Landstr. 55, Frankfurt am Main, www.rote-liste.de, abrufbar unter www.fachinfo.de

22 Boustani, Malaz; Campbell, Noll; Munger, Stephanie; Maidment, Ian; Fox, Chris (2008): »Impact of anticholinergics on the aging brain. A review and practical application«, *Aging Health* 4 (3), S. 311–320. DOI: 10.2217/1745509X.4.3.311

23 Lavan, Amanda Hanora; Gallagher, Paul (2016): »Predicting risk of adverse drug reactions in older adults«, *Therapeutic Advances in Drug Safety* 7 (1), S. 11–22. DOI: 10.1177/2042098615615472

24 Rote Liste® Service GmbH, Mainzer Landstr. 55, Frankfurt am Main, www.rote-liste.de, abrufbar unter www.fachinfo.de

25 »Hunderttausende Krankenhauseinweisungen durch Medikationsfehler«, 26. Februar 2018, Kleine Anfrage der FDP-Bundestagsfraktion, www.aerzteblatt.de/nachrichten/89461/Hunderttausende-Krankenhauseinweisungen-durch-Medikationsfehler

26 Fox, Chris; Richardson, Kathryn; Maidment, Ian D.; Savva, George M.; Matthews, Fiona E.; Smithard, David; Coulton, Simon; Katona, Cornelius; Boustani, Malaz A.; Brayne, Carol (2011): »Anticholinergic Medication Use and Cognitive Impairment in the Older Population: The Medical Research Council Cognitive Function and Ageing Study«, *Journal of the American Geriatrics Society* 59 (8), 24. Juni 2011, S. 1477–1483, doi: 10.1111/j.1532-5415.2011.03491.x

27 Ebd.

28 Ebd.

29 Weinrebe, W.; Preda, R.; Bischoff, S.; Nussbickel, D.; Humm, M.; Jeckelmann, K.; Goetz, S. (2018): »Entscheidungshilfen bei komplexer Polypharmazie. Medikationsdatenbanken und Beratung durch den klinischen Apotheker«, *Zeitschrift für Gerontologie und Geriatrie* 51 (6), S. 691–697. DOI: 10.1007/s00391-017-1285-4

30 Vogt, Hans (2017): »Arzneimittel: Demenz als Folge der Therapie«, *Deutsches Ärzteblatt*, 114(12): A-577 / B-498 / C468 2017, www.aerzteblatt.de/archiv/187259/Arzneimittel-Demenz-a, zuletzt abgerufen am 23.08.2021

31 »Verlängerung des QT-Intervalls«, *PharmaWiki*, www.pharmawiki.ch/wiki/index.php?wiki=QT-Intervall, zuletzt abgerufen am 03.12.2022

32 Ebd.

33 »Unfallchirurgen und Geriater warnen vor Sturzgefahr im Alter«, www.aerzteblatt.de/nachrichten/98013/Unfallchirurgen-und-Geriater-warnen-vor-Sturzgefahr-im-Alter, 19. September 2018, zuletzt abgerufen am 03.12.2022

34 Hellmeier, Dr. Wolfgang: »Nierenersatztherapie (Dialyse) 1997-2003: Nordrhein-Westfalen im Bundesvergleich«, *lögd – Gesundheit in NRW, kurz und informativ*, www.lzg.nrw.de/_php/login/dl.php?u=/_media/pdf/ges_bericht/nrw-kurz-und-informativ/05-01_dialyse.pdf, Stand: Januar 2005

35 Graf, Jana; Jörres, Rudolf A.; Lucke, Tanja; Nowak, Dennis; Vogelmeier, Claus F.; Ficker, Joachim H. (2018): »Medical Treatment of COPD«, *Deutsches Ärzteblatt international* 155 (37), S. 599–605. DOI: 10.3238/arztebl.2018.0599

36 Nationale Versorgungsleitlinie – ein Programm von Bundesärztekammer, Kassenärztlicher Bundesvereinigung und Arbeitsgemeinschaft der Wissenschaftlichen Medizinischen Fachgesellschaften: »NVL COPD (2021)«, www.leitlinien.de/themen/copd/2-auflage/kapitel-5, zuletzt abgerufen am 03.12.2022

37 Wissenschaftliche Dienste, Deutscher Bundestag (2019): »Anzahl der Ärzte verschiedener Fachrichtungen. Statistische Angaben zu Deutschland und ausgewählten europäischen Ländern. Pneumologie und Nephrologie der Tabelle ›Ärztinnen und Ärzte mit Gebiets- und Facharztbezeichnung‹«, Aktenzeichen: WD 9 - 3000 - 053/19, Stand: 2. Dezember 2019, Seite 6, www.bundestag.de/resource/blob/676584/538dc4e56180dd4a32e833d8bad40170/WD-9-053-19-pdf-data.pdf, zuletzt abgerufen am 03.12.2022

38 Lungenärzte im Netz: Häufigkeit, www.lungenaerzte-im-netz.de/krankheiten/asthma-bronchiale/haeufigkeit, zuletzt abgerufen am 03.12.2022

39 Schuler, Jochen (2018): »Der Umgang mit Polypharmazie und die Rolle der Hausärzte«, *ZVA – Zeitschrift für Allgemeinmedizin/German Journal of Family Medicine*, Ausgabe 4/2018, DOI: 10.3238/zfa.2018.0156-0160

40 »S2k-Leitlinie zur Diagnostik und Therapie von Patienten mit Asthma«, herausgegeben von der Deutschen Gesellschaft für Pneumologie und Beatmungsmedizin und der Deutschen Atemwegsliga e. V., www.atemwegsliga.de/tl_files/eigene-dateien/asthma/Präsentation_zur_Asthma_Leitlinie_Dezember%202017.pdf, zuletzt abgerufen am 03.12.2022

41 Fox, Chris; Richardson, Kathryn; Maidment, Ian D.; Savva, George M.; Matthews, Fiona E.; Smithard, David; Coulton, Simon; Katona, Cornelius; Boustani, Malaz A.; Brayne, Carol (2011): »Anticholinergic Medication Use and Cognitive Impairment in the Older Population: The Medical Research Council Cognitive Function and Ageing Study«, *Journal of the American Geriatrics Society* 59 (8), 24. Juni 2011, S. 1477–1483, doi: 10.1111/j.1532-5415.2011.03491.x

42 Geisler, Linus: »Klinik der Herz- und Kreislauferkrankungen«, aus *INNERE MEDIZIN*, 17., vollständig überarbeitete und erweiterte Auflage, 1969/1999, W. Kohlhammer Verlag, Stuttgart Berlin Köln, www.linus-geisler.de/im17/im2_3.html, zuletzt abgerufen am 04.12.2022

43 »Verlängerung des QT-Intervalls«, *PharmaWiki*, www.pharmawiki.ch/wiki/index.php?wiki=QT-Intervall, zuletzt abgerufen am 03.12.2022

44 Rote Liste® Service GmbH, Mainzer Landstr. 55, Frankfurt am Main, www.rote-liste.de, abrufbar unter www.fachinfo.de

45 »Verlängerung des QT-Intervalls«, *PharmaWki*, www.pharmawiki.ch/wiki/index.php?wiki=QT-Intervall, zuletzt abgerufen am 03.12.2022

Register